脳のスペシャリストが○×で対策をおしえます!

ボケる ボケないは「この習慣」で決まる

医師・医学博士
西崎知之

廣済堂出版

はじめに　誤解だらけの「認知症対策」

私が20代のときに、祖父が認知症になりました。やさしかった祖父は別人のように変わってしまい、家族の雰囲気も暗くなり、その悲惨さは胸に刻み込まれました。

その後、私は神戸大学医学部を卒業し、脳外科医としての研修を受けた後、医学研究の道に進みました。同時に臨床にもたずさわり、多くの認知症の患者さんを診ているうちに既存の認知症治療の限界を痛感しました。現在は、自身で新しい治療法や認知症治療薬の開発に取り組んでいます。

そんな私が最近問題に感じるのは、世の中でいわれている認知症予防法に、決して少なくない数の誤解やウソ、デタラメも含まれていることです。

たとえば、「青魚にはＤＨＡ（ドコサヘキサエン酸）が多く含まれているので、脳にいい」として、イワシやサバ、サンマなどを多く食べるように推奨されています。

たしかに、「青魚にはＤＨＡが多く含まれている」のはまぎれもない事実ですが、青魚を口から摂っても、ＤＨＡは脳にまでたどり着きません。ＤＨＡは脳に届くまでに壊れてしまうか、筋肉や脂肪の細胞に取り込まれてしまうのです。

「頭がよくなる」と思って食べている人はもちろんのこと、推奨している人も、この厳然たる事実をご存じないのではないでしょうか。

成分的にはいくら「体にいいもの」「脳にいいもの」であっても、それが実際に体や脳に効くとは限りません。

このような具体例を本書では徹底的に取り上げます。

あるいは、「認知症予防には有酸素運動がいい」などとよくいわれています。

有酸素運動が体にいいのは間違いないでしょうが、じつは「認知症予防に有酸素運動が有効」という医学的エビデンス（根拠）は今のところ、存在しないのです。

ただし、有酸素運動の中の「ある運動」が有効なのはわかっています。

また、序章でも触れますが、「脳にいいこと」がイコール「認知症にいいこと」としてメディアなどで推奨されているのも目につきます。

たしかに認知症は「脳の病気」ではありますが、脳の一部の機能が無効になっていく病気です。ですから、「脳にいいこと」が「認知症にいいこと」とは限らないのです。

厄介なのは、「脳にいいこと」を実践している人が、「認知症対策は万全だ」と思い込んでしまうことです。

結局、そんな実践者の認知症発症のリスクは、実践していない人と同じことだってあり得るのです。

本書では、日常生活、食べ物、運動に分けて、本当に認知症対策になるもの、つまり医学的にも統計学的にもエビデンスがあるものだけを選んで、なぜいいのかをわかりやすく解説してみました。

また、それなりに世間に認められているものの怪しげなものには、私なりの○×を下しました。

加えて認知症の基礎知識的なことや、認知症の自己診断法にも触れています。

どれもこれも、みなさんの認知症予防対策の一助になると確信しています。

みなさんに、本書とともに認知症とは無縁の生活を送っていただければ、著者としてこれ以上の喜びはありません。

西崎知之

ボケるボケないは「この習慣」で決まる／目次

第3章　この脳トレ運動はどこまで有効か

第4章　あなたの危険度をチェックする

第5章　軽度認知障害を意識するのが、予防の第一歩

企画協力／企画のたまご屋さん
イラスト／みわまさよ
校正／矢島規男
編集協力／寺口雅彦、大西華子
編集／江波戸裕子（廣済堂出版）
ＤＴＰ／三協美術

序章

認知症から我が身を守るために前提として知っておくこと

「脳にいいこと」と「認知症予防」は、同じとは限らない

まず知っていただきたいのは**「脳にいいこと」がすべて「認知症の予防法」になるわけではない**ことです。

ごく簡単にいうと、認知症は、多くの場合、記憶センターの海馬《かいば》が萎縮することによって起こります。つまり、脳の一部で起こる疾患です。ですから海馬に作用しない「脳にいいこと」をしても「認知症の予防」にはなりません。

「脳にいいこと」＝「認知症の予防」と考えるのは、極端にいえば「木に縁《よ》りて魚《うお》を求む」ようなものです。

怖いのは、「脳のトレーニングをしたり、予防法をしているから、自分は認知症にならない」と安心してしまうことです。

ちょっとおかしな行動があるなどして、近しい人に「一度、病院に行ってみたら」とすすめられても、「脳トレをやっているから大丈夫」と、病院に行くのを拒否す

るのも考えられます。

そのために手遅れになってしまうこともあり得ます。

脳トレなどをやること自体は決して悪くないのですが、「これで認知症対策は万全」と盲信するのは、とても危険です。

60歳は脳の曲がり角

「お肌の曲がり角」は20歳前後といわれています。その約40年後に訪れるのが「人生の曲がり角」であり、**「脳の曲がり角」**です。

海馬は学習と記憶の中心的な役割を担っていますが、10～90代の海馬を計測し比較したところ、なんと60歳を境に急激に萎縮していくとわかったのです。

さらに、認知機能検査（ＭＭＳＥ。詳しくは１４３ページで解説）においても、年齢と獲得点数の相関関係を見てみると、こちらも60歳を境にその点数の低下が急激に進むと判明しました。

つまり、**「60歳になったら脳は危ない」**というくらいの危機意識を持ったほうがいいのです。

人間ドックも含めて、健康診断は首から下が対象となりがちです。60歳以降は、1年に1回くらいは脳ドックも受けることをおすすめします。脳ドックでは、各病院やコースによって違いはありますが、脳のMRIや、MRA（血管の立体画像検査）を撮るなどして、脳梗塞や脳動脈瘤がないかといった異常を調べます。

認知症は、自覚症状がなくなっていくので、なってしまったら本人はなかなか気づきにくい疾患です。

60歳をすぎたら健診、脳ドックを受けると同時に、「予防」も心がけてほしいです。

認知症予防はもともと好きだったことを活かす

運動機能の回復をめざす、いわゆる「リハビリ」には、厳しい、つらいというイメージがあるのではないでしょうか。実際、厳しくしないと筋肉が衰えて、寝たきりになる危険があります。

そんな厳しいリハビリが頭の片隅にあるからか、認知症の予防をすすめられても、「厳しいトレーニングはイヤ」と拒否する人が少なからずいるようです。

でも、認知症の予防は、リハビリではありません。認知症の予防をしなくても、寝たきりにはなりませんから、予防法はハードではないのです。

〝正しいやり方（ルール）〟もないし、予防法のどれが効いてどれが効かないという検査があるわけでもありません。また、キツめにやったからといって予防の確度が上がるわけでもありません。

楽しみながらおこなえばいいのです。というより、もともと好きだったことを活かすべきです。

本書で詳しく触れていきますが、絵を描くのが好きな人は絵を描けばいいし、ピアノを弾きたいと思っている人はピアノを弾けばいい。俳句が好きな人は俳句を作ればいい。体を動かしたり、頭を使うことなら何でもいいのです。

いちばんよくないのは、1日中、誰とも話さず家の中でジーッとテレビだけ見ているなどといった生活を送ることです。「そんな生活では危ないですよ（認知症になりやすい）」と私は患者さんにもよくいっています。


趣味や好きなことなど、日常生活の中で自分が楽しいと感じるものをおこなってください。

それが結果的に〝予防〟になるのであって、〝認知症の予防メニュー〟といった画一的ものが最初から用意されているわけではないのです。

第1章

日常生活を変えるだけで脳は元気になる

なぜストレスをためないことが超大事なのか

何歳になっても認知症とは無縁でいたい――。

そんな願いをかなえるために、何より心がけたいのが「ストレスをためない」ことです。

ストレスが体に悪いのはよく知られています。

ストレスとの関連が知られている病気には、がん、胃潰瘍《かいよう》、十二指腸潰瘍、円形脱毛症などのほか、うつ病、パニック障害、適応障害、心的外傷後《しんてきがいしょうご》ストレス障害、摂食障害、アルコール依存症といった「心の病」があります。

病気ではありませんが、ストレスが原因で白髪になることもあります。ストレスで頭皮の血行が悪くなり、健康な髪に必要な栄養が行き渡らなくなるためと考えられています。とはいえ、小説や映画などでときたま描写される、「(黒々とした髪が)ひと晩にして白髪になる」はあり得ませんが……。

ではストレスは、私たちの体にどのように影響するのでしょうか。

私たちの体には、外部の環境に順応し、生体を正常に保つための機能が自然に備わっています。

その機能を**ホメオスタシス**といいますが、これは、「体の働きを調整する自律神経《じりつしん》経系《けいけい》」「ホルモン分泌を司る内分泌系《ないぶんぴつけい》」「外部の毒（病原菌など）から身を守る免疫系」の3つのシステムによってバランスが保たれています。

ホメオスタシスが保たれていることは、イコール「健康」を意味しますが、**ストレスはそのバランスを崩し、さまざまな病気を引き起こす**のです。

ストレスは当然、認知症にも関わっています。

180ページでお話しするように、認知症には、アミロイドβ《ベータ》のほかに、最近ではタウタンパク質の関与も指摘されています。

ごく簡単にいうなら、ストレスは、そのタウタンパク質をリン酸化して（錆《さ》びついて朽《く》ちさせる）、「有害ゴミ」としてヒトの脳を軽度認知障害～認知症へと導くのです。

私たちはともすると、ストレスという〝見えないもの〟をつい軽視しがちですが、**「ストレスあなどるべからず」**と心すべきでしょう。

ですから、私がもっとも推奨したいのは、日々の生活の中で「楽しみを持ち、ストレスを発散する」ことなのです。

何を楽しいと感じるかは人によってそれぞれ異なります。

読書、音楽鑑賞、生け花、習字、絵を描く、楽器を弾く、料理、ウォーキング、適度な運動など何でもかまいません。これがよくてあれがよくないということはありません。**自分が楽しいと感じられたら何でもOK**です。

とくにお金をかける必要もありません。

あえていうなら、「気軽にできること」がハードルが低くていいですね。実際にやってみて楽しくなかったらやめればいいのです。

無理をしたり我慢をしたりしてまでやることはありません。そんなことをしたら、かえってストレスを高めてしまいます。

何もすることがない方は「デイサービス」などを利用するのもひとつの手です。デイサービスとは家で介護を受けている高齢者が通えるサービスです。送迎付きで食事や入浴、レクリエーションなどを受けられますし、仲間ができるかもしれません。

ストレスをためないこと＝○

ほうきとちりとりを使うとよい？

日常的に「体を動かすこと」「頭を使うこと」も、認知症予防として有効でしょう。かといって、どう体を動かすか、どう頭を使うかに〝正解〟はありません。こうやらなくてはならない、これ以外のやり方は間違っている、といった意見を信じる必要はないでしょう。

「ほうきとちりとりを使った掃除が認知症予防になる」と巷でいわれたことがあります。左右で異なる動作をおこなうのが脳にいいと説明されていますが、確証はありません。

これも、掃除が嫌いな人に無理やり掃除をさせてもストレスになるだけで、逆効果でしょう。

体にいい、脳にいいといわれることでも、それが本人の負担になるようでは本末転倒です。

それではかえって自分にストレスを与えてしまい悪影響です。

百歩譲ってほうきとちりとりを使った掃除が脳にいいとしても、「毎日やりましょう」「1週間に2~3回」といったルールを課す必要はありません。「やらなければならない」と自分を追い込むのは精神衛生上もよくありません。

極端にいえば、気が向いたらやればいいのです。そしてそれが多少不規則でも継続できれば、私は脳トレとして100点満点だと考えます。

部屋の掃除はほうきとちりとりで＝△

どんなゲームがいちばん頭に効く？

「頭を使う」として、将棋や囲碁、トランプを使ったゲームなどが推奨されることもあります。

ではどのゲームがいちばん脳に効くのでしょう。

じつは、こうしたことを考えるのはナンセンスです。

そもそも将棋にしても麻雀にしてもその他のゲームにしても、脳に効くという医学的エビデンスはありません。脳にまったく効かないとは申しませんが、どれを選ぶかは自分の好みの問題です。

中には「詰将棋をやろうと思いますが、将棋盤に向かうのと、頭に将棋盤を思い浮かべてやるのでは、どっちが効果が高いでしょうか？」と質問してくる人もいますが、もちろんこれも好みの問題です。

頭の中に将棋盤を思い描いたほうが場所を問わずにできる利点があり、脳もより働きます。けれども、将棋盤にビシッと駒を打ちつけるのが好きな人が無理をしてまで頭の中の将棋盤でおこなう必要はありません。


また一時ブームになった、ゲーム機やドリルなどでおこなう、いわゆる「脳トレ」が、認知症予防に効果があるかは、意見が分かれています。「脳トレ」は回数を重ねることで、特定の課題（計算の速さなど）が上達するだけでは？　と疑問を持つ研究者も多くいます。

実際、「脳トレ」をやって、物忘れが改善した、脳機能がアップしたなどの科学的根拠はありません。ただし、遊び感覚で楽しめれば、脳に悪くはないと思います。

他の広い意味での〝脳トレ〟も含めて、自分がおこなう基準、選ぶ基準は、やっぱり自分が楽しいかどうか。これのみで十分です。

「脳トレ」は認知症予防に効果がある＝△

五感をよく使う

「五感」とは、見る、聞く、嗅ぐ、味わう、触れるという5つの感覚です。**認知症の予防には、この五感の総動員が大切**です。

それは五感を総動員することが海馬の刺激につながるからです。

とくに嗅《きゅう》神経は海馬と直接つながっているので、匂いによって海馬は活性化します。

興味があればアロマテラピーなどを普段から楽しんでもよいでしょう。

絵を描く方法もあります。

たとえば、りんごの絵を描くとしましょう。

そのときは、〝モデル〟として有名画家が描いた作品や写真ではなく、本物のりんごを用意します。

そして手で触って感触を確かめたり匂いを嗅いだり、描いたあとはそのりんごを食べて味わったりします。

そうすると、少なくとも「聞く」以外の四感は動員され、海馬は刺激されます。

「聞く（聴く）」については、BGMに吉田拓郎《よしだたくろう》さんの『りんご』という曲か、椎名林檎《しいなりんご》さんの楽曲を流すといいかもしれません。

いや、りんごにこだわらずに、好きな曲を流しておけばいいでしょう。

五感を総動員すること＝○

テレビよりも、ラジオがよい理由

1日中、誰とも口をきかず家の中でボーッとテレビを見ている――。

高齢者がこんな生活を続けていたら、認知症の発症リスクが高まってしまいます。

しかし、中には環境的にそうせざるを得ない人もいるかもしれません。たとえば、配偶者を亡くして、〝ポツンと一軒家〟で暮らしているような出不精な人は、日がな1日、テレビを見るくらいしかないのかもしれません。

そんな人は、**せめてテレビをラジオに替えてみてください**。


この2つは精神衛生的にどう違うのでしょうか。

テレビは、ボーッと見ていても、映像と音声、そして、ときには効果音や字幕で、多くの情報を伝えてくれます。しかし、すべて「受け身」の情報です。

ところが、ラジオの場合は、聞こえてくるのは言葉や音だけなので、聞いていると、自然にさまざまなことを想像したり、イメージをふくらませたりします。

これが脳を活性化するのです。

たとえば、野球の中継であれば、投手のモーション、ボールのコースや球種、バッターのスイング、打球の行方、野手の動き、ランナーがいれば走塁の様子などが、アナウンサーによって実況されます。

野球が好きな方は、それを聞きながら、場面を想像し、ワクワクドキドキするのではないでしょうか。


音楽にしても、テレビでは、ミュージシャンが登場し、歌う姿や踊る姿をただ見ているだけですが、ラジオであれば、歌詞を聞き取ろうとしたり、そこから情景を思い浮かべたりします。

要するにテレビとラジオでは、脳の働き具合がずいぶんと違うのです。

ラジオを聴いて想像力を働かせる＝○

カラオケで歌うことが脳に効く

海外でも「ＫＡＲＡＯＫＥ」といわれて普及している「カラオケ」。もちろん、カラオケの発祥の地は日本です。

多少、音がはずれようと、テンポが合ってなかろうと、好きな歌を思いっきり歌えば、誰でも気持ちいいはずです。

その気持ちよさは脳にも伝わるようで、カラオケで歌うと脳の活性化につながります。

歌い方のコツなどはありません。無理に大声を張り上げる必要もありません。自分のペースで、歌えばいいのです。

そもそも、**音を聞くこと、声を出すこと自体が、脳に刺激を与え、脳を活性化します**。ですから、うまく歌ってやろうなどとは考えずに、ただ自分が歌って気持ちよくなることだけ考えてください。

環境が許すのであれば、ひとりカラオケよりも、何人かのカラオケ仲間とともにすごすのがおすすめです。

そのほうが、脳がより活性化される可能性が高いからです。

たとえば、ふだん自分では歌わないような曲を、仲間の誰かが歌うこともあるでしょう。その曲がきっかけとなって、流行した当時のことを思い出して四方山話《よもやまばなし》に花が咲くかもしれません。

こうしたことでも脳は活性化されるのです。

カラオケは音がはずれてもOK＝○

「幸せホルモン」が認知症の発症を防いでくれる!?

「愛情ホルモン」「幸せホルモン」「抱擁ホルモン」「癒しホルモン」などと呼ばれ

るホルモンをご存じでしょうか。

脳で分泌される**「オキシトシン」**がそれです。

動物には本来、自分を守るために、自分以外の相手を恐れ、攻撃する原始的な本能があります。オキシトシンは、そうした自己防衛本能を打ち消し、仲間と共存するためになくてはならないホルモンです。

また、オキシトシンは、母親が赤ちゃんを抱きしめ、授乳することによって母親からも赤ちゃんからも分泌されます。すると、赤ちゃんは安心した穏やかな精神状態になり、母親の愛情を感じ取ります。

オキシトシンには痛みを軽減させる効果もあります。みなさんも、子どもの頃、お腹が痛いときに母親にお腹をさすってもらったら痛みが和らいだ経験があると思います。これは、お腹をさすってもらうとオキシトシンが分泌されるためです。

このオキシトシンに、ストレスを緩和し、幸せな気分をもたらす作用もあると最近の研究でわかってきました。

すでにお話ししたようにストレスは軽度認知障害、認知症の要因となります。**オ**

キシトシンによるストレス緩和は認知症の予防、あるいは進行を遅らせる効果があるかもしれません。

オキシトシンは、信頼のおける人に体に触れられるだけで脳から分泌されます。スウェーデンや日本の医療機関で認知症患者さんの背中・手などをさすってあげる「タッチケア」を試したところ、徘徊《はいかい》、怒りっぽい、暴言などの認知症周辺症状が軽減したと報告されています。

昔、日本では治療のことを「手当て」と呼んでいましたが、これはオキシトシン分泌を意味していたのかもしれません。

面白いことに、オキシトシンは体に触れられる人だけでなく、体に触れる側の人にも分泌されます。

つまり、**手助けされる人と手助けする人、ボランティアをされる側の人とボランティアをする側の人の両方にオキシトシンは分泌される**のです。

わが国では、認知症ケアの一環として「デイサービス」がありますが、そこで患者さんが自分より重症の人と接し、何らかの手助けができればオキシトシンによってお互いに認知症症状を軽減できる可能性があります。

私の患者さんでもデイサービスをいやがる方がいますが、軽度の認知症でもできるだけデイサービスの参加をおすすめします。

デイサービスを利用する＝△

睡眠時間の低下は気にしない

最近、週刊誌などで「睡眠時間の少ない人は認知症になりやすい」といわれているようですが、私は睡眠時間と認知症の間に相関関係はないと考えています。

たしかに高齢者には「眠れない」「睡眠時間が短い」という悩みがある人が多いようです。

それには、２つの理由が考えられます。

現役として働いていたり、育児したりしているときは頭も体も疲れるし、回復のための睡眠時間が必要でしたが、年齢を重ねてリタイアすると時間があるし、現役時代ほど頭と体を働かせる必要がありません。ですから眠れないというより、以前ほどグッスリ眠る必要がないのです。


もうひとつは、ＧＡＢＡ（ギャバ）の減少による睡眠の質の低下です。

ＧＡＢＡは私たちの体内でも作られている天然アミノ酸の一種です。ＧＡＢＡには抗ストレス作用があり、興奮を鎮めたりリラックスをもたらす働きがあります。ですから、就寝時に多く分泌されるとリラックスできてよく眠れるのです。なお、ＧＡＢＡを口から直接とっても脳にはたどり着きません。

ところがこのＧＡＢＡ、高齢になるにつれて体内の量が少なくなる傾向がありま す。高齢者がなかなか寝つけなかったり深く眠れなくなったりするのは、ＧＡＢＡの減少によることも考えられます。

しかし、**高齢になるとよく眠れなくなるのは一種の老化現象であり、誰もが通らなければならない道**なのです。あまり気にしないほうがいいでしょう。**睡眠不足が即認知症の発症につながることはありません。**

夜眠れない人は、日中、何もすることがなく、じっとして家に閉じこもって居眠りをしているのではないでしょうか。それでは夜眠れないのも当然です。

日中、太陽光を浴び、何でもいいので、体を動かすことが必要と思われます。たとえば、ウォーキング、体操、家の掃除などです。

あと、日中にどうしても眠くなったら、30分以内の昼寝をするのもおすすめですが、基本は昼間に体を疲れさせることです。

睡眠不足が認知症の発症につながる＝×

睡眠薬や抗不安薬と認知症は関係ある？

では、睡眠薬や抗不安薬（精神安定剤）の服用と認知症発症に関係はあるのでしょうか？

高齢者の中には「眠れない」ので、睡眠薬や抗不安薬を処方してもらう人が少なからずいるからです。

2013年7月12日、厚生労働省老健局総務課認知症施策推進室が「かかりつけ医のためのBPSDに対応する向精神薬使用ガイドライン」を発表しました。

BPSDとは認知症の周辺症状のことです。周辺症状の中には「不安、不眠、抑うつ、幻覚、徘徊、暴言、暴力」などがあるとされ、自宅や介護施設、医療施設で認知症者が暴力を振るうなどした場合に、向精神薬が投与されることがあります。

その一方で、睡眠薬・抗不安薬を長期間飲み続けると体に悪いとか、認知症になりやすいと心配される方がたくさんいます。

しかし、**睡眠薬、抗不安薬を飲んだからといってこれらの症状が出るという実証はありません。**

このようなことがいわれるのは、ベンゾジアゼピン系睡眠鎮静薬の中に、一過性の物忘れが起こる副作用があるためだと考えられます。

しかし、この物忘れは一過性のもので、認知症で起こる知能障害とはまったく性質が異なっています。

たしかに、睡眠薬は、長い期間使い続けると薬物依存症になる可能性はあります。病気の症状改善のために使い続けていた場合でも、急に薬をやめると、ふるえなどの禁断症状が出ることがあるので、医師の指示に従って、徐々に睡眠薬の服用をやめていくようにします。

つまり、**医師の指示どおりに服用していれば、睡眠薬は危険な薬ではない**と認識してください。

一方で、高齢者の場合は、睡眠薬の効き目が次の日の起きたあとにも残り、強い眠気があったり、注意力や運動能力が低下することがあるので、より注意が必要です。

最近の研究で、睡眠薬・抗不安薬として使われている「ゾルピデム」に、記憶力をアップさせる作用があると明らかにされました。

つまり、睡眠薬・抗不安薬は認知症の治療にも役立つという期待が高まっているわけです。

また、睡眠薬・抗不安薬は興奮性神経伝達を抑制するため、脳の神経細胞死を軽減することが古くより知られています。この睡眠薬・抗不安薬の脳保護作用は、少なくとも認知症を悪化させる要因にはなりません。

物忘れの範疇《はんちゅう》に、「まだらボケ（認知症）」と分類されるものがありますが、その原因は大人の「てんかん」であると判明しています。

まだらボケは記憶がまだら状に抜け、症状のいいときと悪いときの差が大きく、短時間の意識が途切れ、無意識な動作（身振り自動症）等の症状が見られます。
隠れ脳梗塞《のうこうそく》（無症候性脳梗塞）があり、抑制性神経伝達障害《よくせいせいしんけいでんたつしょうがい》による睡眠中のけいれんが特徴とされています。まだらボケ（認知症）には、抗てんかん薬（基本的に作用は、睡眠薬・抗不安薬と同じ）の効果が顕著です。

このように、睡眠薬・抗不安薬や抗てんかん薬は、認知症の発症を促進するのではなく、逆に認知症に対してよい働きがあるように思われます。

睡眠薬を飲むと認知症になりやすい＝×

ひとり暮らしは発症率が高い

オランダ・アムステルダム自由大学医療センター精神科のツジャリング・J・ホルウエルダ教授らの研究で、次のような報告がされています。

これは、オランダに住む高齢者2173人（認知症を発症していない65〜86歳、うち男性が36・9％）を対象に、孤独感や社会的孤立（ひとり暮らし、未婚、社会的支援なし＝家族、近隣、施設からの援助なし）と認知症発症の関連を3年間追跡調査したものです。

研究対象者のうち独居者は1005人（46％）、未婚または早々に離婚等をした人は1100人（51％）で、社会的支援を受けていない人は1590人（73％）でした。

彼らに「孤独を感じるか」と質問したところ、433人（20％）が「感じる」または「非常に感じる」と回答しています。

ひとり暮らしのグループの認知症発症率はそうでないグループの1・66倍と高く、未婚または早々に離婚等をしたグループも既婚グループに比べて1・74倍も高くなりました。

さらに、社会的支援を受けていないグループは、受けているグループに比べて2・0倍、「孤独を感じる」と回答したグループは、そうでないグループの2・4倍も高い認知症発症率だとわかったのです。

以上の結果から、ホルウエルダ教授らは、**「認知症発症にはひとりでいること自体より、自分が孤独だと感じることが強く影響している。しかし、両者の関連性は不明である。認知症は孤独だと感じた結果引き起こされるものなのか、それとも認知力が低下した結果、孤独感を抱くのか検討する必要がある」**としています。

一方で、スウェーデンのストックホルム在住の75歳以上の高齢者1203名を対象に3年間おこなった調査では、独身・独居・子なし・友人なしと社会的接触が乏しい群は、結婚・同居人あり・子どもが毎週会いに来る・友人が多いの群に比べて、認知症発症率は8倍高かったと報告されています。

今日では高齢者の3人に1人以上がひとり暮らしだといわれています。

しかし、ひとり暮らしであっても、他者と会話や遊びはできます。

町内会の行事に参加したり、たとえばサークル仲間などがいれば、孤独感にさいなまれないでしょう。当然、そうしたつき合いは脳の活性化につながります。
ひとり暮らしの人はとくに、他者とのコミュニケーションをとるように心がけたいです。

ひとり暮らしの人は他者との接触を心がける＝○

歯の本数が少ない人はなりやすい

ヒトの歯は32本あります。このうち、20本あれば咀嚼《そしゃく》がしやすいため、1989年に、厚生省（当時）と日本歯科医師会がスタートさせたのが「8020《はちまるにいまる》運動」です。この運動は、日本人の平均寿命（当時）である「80歳」になっても「20本」の歯を残しましょう、というものです。

では、認知症と歯の本数の間にはどんな関係があるのでしょう。

じつは、深く関わっていて、**「歯の本数が少ない人は認知症になりやすい」**という報告があるのです。

名古屋大学の研究グループがおこなった調査では、70代後半の健康な高齢者の歯の本数は平均9本だったのに対し、アルツハイマー型認知症患者の歯の本数は平均3本でした。

また、残っている歯の本数が少ないほど、脳の萎縮が進んでいるという結果も出ています。

疫学調査でも、**正常な本数の歯がある人と比較して、歯を失うと認知症の発症率が1・9倍になる**ことが明らかになっています。

赤川安正・広島大名誉教授らのマウスを用いた研究でも、奥歯を抜いたマウスと抜かなかったマウスの群とを比較してみると、奥歯を抜いたマウスの群は、海馬の神経細胞数が減少し、学習・記憶能力が低下すると明らかになっています。

唾液の中には「神経成長因子《しんけいせいちょういんし》」というタンパク質がたくさん含まれているのです

が、これにはその名のとおり、神経を成長させる、神経伝達物質の合成を促進する、傷ついた神経細胞を修復し機能を回復させる、神経細胞の老化を防止するといった働きがあります。

歯がなくなると、当然、充分に食物を噛めなくなり、唾液の分泌も少なくなります。すると、神経成長因子の分泌も少なくなり、脳神経細胞に対する保護作用が弱まり、その結果、認知症発症の危険度が高まると考えられます。

認知症と歯の本数には深い関わりがある＝○

入れ歯も〝歯〟とカウントしてOK

歯が残り少ない人にはつらいデータを述べてきました。

ただし、救いもあります。８０２０運動があくまで〝自前の歯〟を対象としているのに対して、**認知症における「歯」には入れ歯も含まれている**のです。

脳の神経細胞とは違って、歯は入れ歯をすることで、本数的によみがえります。自前の歯よりは劣るでしょうが、入れ歯でも噛み下すことで脳が活性化し、唾液の分泌も増えます。

これには、自分の歯が残り少ない人も、大いに勇気づけられるのではないでしょうか。

私は、とくに高齢の患者さんには「入れ歯をしてよく噛んだほうがいいですよ」と説明しています。

入れ歯をしてよく噛むこと＝○

コーラスは五感がフルに活動する

先にカラオケを紹介しましたが、カラオケと似て非なるものに合唱（コーラス）

があります。こちらはカラオケとは違って自分のペースで歌うわけにはいかず、ほかの人に合わせなければなりません。

じつは「声を合わせる」のは、かなり難易度が高いようです。

歌の発声は息で声帯を振動させて声にしますが、同一パート内では同じ音程で発声しなければなりません。一方、違うパートの人とは異なる音程でハーモニーを作ります。

声の大きさや、声の圧、そして声の強弱など、すべてを全員でそろえることで、はじめて妙《たえ》なるハーモニーは生まれるのです。

さらにいえば、他人の発声のタイミングは明確には目で見えません。体の中で起こす筋肉運動ですから、外からはわかりにくいのです。

プロでも難しいとされることをシロウトが遊び半分でやったとしても、五感はフルに活動します。

楽譜を見て発声をする。リズムをそろえ、まわりの人の声を聞いてハーモニーを作り出す。息づかいを察知して声をそろえる……。

たかがコーラス、されどコーラス。

合唱ひとつでも、これだけ脳と体の健康のためにいいのです。

コーラスは脳の活性化に効く＝○

楽器の演奏でも脳は活性化する

リタイア後に、かつて夢中になっていた趣味を復活させる人も少なからずいるようです。かつての仲間とバンドやサークルを再結成する人もいるでしょう。

楽器の演奏もまた、脳のトレーニングになります。

楽器を操作するときは、一度に何本もの指を動かします。

たとえば、ピアノのような鍵盤楽器であれば、鍵盤の上を飛び跳ねるように指を運びますし、ペダルの操作で足も使います。

ギターやバイオリンのような弦楽器であれば、片手でコードを押さえ、もう一方の手で弦を弾きます。

左右で異なる動きをしつつ、調和した動きが要求される鍵盤楽器や弦楽器の演奏は脳をたっぷり刺激してくれるでしょう。

また、リコーダーや尺八など、息を吹き込みながら、指先で楽器の穴を開けたり塞いだりする楽器もいいでしょう。

トランペットやサックスなどの管楽器を、「昔とった杵柄《きねづか》」で演奏できる人もいるかもしれません。

楽器の種別は問いません。

たとえば子どもの頃に慣れ親しんだハーモニカもいいでしょう。楽器を文字どおり「楽しむ器」にできれば、それでいいのです。

楽譜が読めれば、さらに効果的です。

五線紙に書かれたオタマジャクシを読み、楽器を演奏すれば、目と耳と手を使うことになり、脳は大いに刺激されます。

楽器の演奏は脳のトレーニングになる＝○

第2章

「頭にいい」とされている食べ物の本当の効果

いつも満腹だと、細胞死を早める

この章では、「食べ物」の認知症予防効果について考えていきますが、最初に食事の「量」について検討します。

食事をすると、栄養素は小腸から吸収されて、細胞内にある「ミトコンドリア」で体のエネルギーが産生されます。

ミトコンドリアは、車でいえばエンジンのようなもの。

満腹になるまで物を食べると、それをエネルギーに変換するためにミトコンドリアはフル回転します。毎回フル回転していると、車のエンジンと同様にミトコンドリアが早くへたります。ミトコンドリアがへたると細胞が生きていくためのエネルギーが産生されません。

また、へたったミトコンドリアはＤＮＡを切断するハサミ（カスパーゼ）を活性化して細胞死（アポトーシス）に導くなど、いろんなマイナスがあります。

このように、**いつも満腹になるまで食べると、脳や体の細胞死を早める**のです。

一方、「腹八分目に食べる」のは、ミトコンドリアに負荷をかけずに脳の神経細胞を含めた体すべての細胞の長持ちにつながります。これは、車を法定速度で走らせエンジンを傷めずに、長持ちさせるのと同じです。

「腹八分目に食べる」ことで脳や体の神経細胞を長持ちさせるのは、当然、認知症予防になるでしょう。

食べすぎは糖尿病の原因にもなり、糖尿病は認知症を引き起こす危険因子となりますから、糖尿病をコントロールするためにも糖質を控えた食事は重要です。

かといって、過度のダイエット、とくに糖質カットダイエットのやりすぎは危険です。脳神経細胞が生きるためには適度な糖と酸素が必須です。**糖と酸素のどちらが欠乏しても脳の機能は障害されます。**

したがって、「腹八分目に食べる」のは大切ですが、糖質完全カットダイエットはおすすめできません。

いつも満腹になるまで物を食べる＝×

ツバの成分を、認知症予防に応用できる？

1章で述べたように、唾液の中には「神経成長因子《しんけいせいちょういんし》」というタンパク質がたくさん含まれています。これは、その名のとおり、神経を成長させる、神経伝達物質の合成を促進する、傷ついた神経細胞を修復し機能を回復させる、神経細胞の老化を防止するなどの働きがあります。

この働きに注目し、神経成長因子を認知症の予防・治療に応用しようとする試みが始まっています。

よく噛んで食事をすると唾液の分泌が促進されます。**すると、神経成長因子がた**

くさん出て脳の衰えを予防するのです。

野菜やきのこ等が豊富に含まれる和食は、よく噛むのに向いています。

和食は、世界遺産にも認定されるほど、すばらしいものです。

見た目も美しく食欲をそそりながら、栄養のバランスも整っているので、欧米では「和食＝ダイエット食」と思っている人も少なくありません。

もう一度、和食のよさを見直しながら、料理を作り、ゆっくり味わいながら召し上がってみてください。

ただし、糖尿病のリスクを考えると、ご飯（白米）の食べすぎには注意が必要です。

よく噛んで食事をする＝○

認知症発症リスクを抑える食事とは

２０１２年の第22回日本疫学会にて、九州大学の小澤未央《おざわみお》氏が、認知症リスクを左右する食事傾向についての調査研究の成果を発表しました。

その研究は、久山町《ひさやままち》研究（九州大学大学院医学研究院が福岡県久山町の地域住民を対象に、50年以上にわたっておこなっている生活習慣病の疫学調査）の１９８８年健診に参加した60歳以上の１００６人を17年間追跡したもので、結果は次のとおりです。

１回の食事において「大豆製品と豆腐」「緑黄色野菜」「淡色野菜」「藻類」「牛乳・乳製品」の摂取量が多く、「米」の摂取量が少ない食事パターンは、認知症発症のリスクを有意に低下させることが示されました。

つまり、１回の食事において米の摂取量を減らした分、大豆、野菜、および乳製品で作られた食品を多く摂取する食生活は、認知症の発症を予防する可能性があります。

わかりやすくいえば、**「低糖質で高タンパク質の食事は認知症の発症リスクを抑える」**のです。

私たちが、ふだん食べている白米はまさに糖質そのものです。

白米中心の食生活が認知症発症リスク（この途中に糖尿病リスクをはさむ）を高めているとすれば、食習慣を変えれば、認知症発症リスクを抑えられるかもしれません。

とくにメタボ気味の方は、肝に銘じてはいかがでしょうか。

低糖質で高タンパクの食事＝〇

トランス脂肪酸と認知症の関係

米オレゴン州ポートランドのオレゴン健康科学大学とライナス・ポーリング研究所の科学者らによっておこなわれた研究で、次のような結果が報告されています。

「ファストフードや揚げ物など、いわゆるジャンクフードに多く含まれている〝トランス脂肪酸《しぼうさん》〟の摂取が多い人は、認知力テストの結果が悪く、認知症になりやすい」

トランス脂肪酸とは植物油に水素を添加したもので、悪玉コレステロール（LDLコレステロール）を増やし、善玉コレステロール（HDLコレステロール）を減らします。動脈硬化を進行させ心臓病や脳卒中の発症リスクが増大すると、厚生労働省からも発表されています。

トランス脂肪酸は、ファストフードに代表されるフライドポテト、フライドチキンなどの揚げ物や、パイ生地、クッキー、クラッカー、マーガリン、ショートニング（主として植物油を原料とした、常温で半固形状・クリーム状の食用油脂）に多く含まれていて、これらの摂取は認知症の発症リスクを高めます。揚げ物は高熱の油を使うことでトランス脂肪酸が生成される可能性が指摘されています。

参考までに、日本の食品に含まれる総脂肪酸中のトランス脂肪酸の平均割合（5％以下が理想）を以下に示しておきます。

マーガリン	15・5％
バター	4・1％
チーズ	5・7％
牛乳	4・5％
食パン	9・3％
ドーナツ	0・8〜23・9％
フライドポテト	0・8〜19・5％
レトルトカレー	6・2％

牛肉バラ　　４・９％
牛肉ヒレ　　２・７％
（日本食品油脂検査協会調べ）

※バター、チーズ、牛乳、牛肉に関しては、人体に害を及ぼさない天然のトランス脂肪酸が含まれている。

フライドポテト、クラッカー、マーガリンなどの摂取＝×

食生活の改善はじめの一歩

認知症を予防するための食生活をここでまとめます。
具体的には、

（１）国内で販売されているマーガリンは食べない（お菓子や加工品についても表示をよく見て購入する）

（２）外食でファストフードや油物はできるだけ避ける

（3）マヨネーズは多く摂りすぎない
（4）一度使った天ぷら油は使わない
（5）脂肪の総摂取量を少なくする
（6）健康エコナ油も健康的ではない
（7）必須脂肪酸とくにオメガ3（不飽和脂肪酸《ふほうわしぼうさん》の一種）**を摂る**
（8）野菜、大豆、穀物を中心とした和食を基本にする

といったことが大切になってきます。

認知症を予防するには、どうしても「脳を鍛える」といった方向に行きがちですが、同時に体によくないとされることを「しない」のも大切です。

たとえば、鶏の唐揚げなど、油を多く使って調理したものを減らすだけでも、ずいぶんと違うはずです。

油物の摂取を減らす＝〇

認知症にいいものを見る目を養う

ここからは、認知症はもちろんですが、認知症以外にも、世間的に「健康や美容にいい」とされている食べ物（の成分）やサプリも取り上げ、本当に効くのかどうかを検証していきます。

なぜなら、「健康や美容にいい」とされるものと「認知症にいい」とされるものは、本当に効くのかどうか、そのチェックポイントが同じだからです。

つまり、ここで〝選別眼〟を身につければ、これからもいろいろと登場するであろう「認知症にいいもの」が本当に効くのかどうかをチェックできるようになります。

ある栄養素が「頭にいい」、あるいは「体にいい」とわかっているとしましょう。

だからといって、**その栄養素を食べたり飲んだりすれば、その効果が得られると考えるのは早計**です。

しかし、あなたは不思議に思うかもしれません。

「それはないでしょう。テレビや雑誌などで、専門家が『この食品・サプリメントには何々の成分が含まれているので、何々の効果が期待できる』なんていっているじゃないですか」と。

たしかに、雑誌や単行本、テレビなどを通じて、何とかの専門家と称する人が、「この食品・サプリメントには何々の成分が含まれているので、何々の効果が期待できる」などと、もっともらしく解説しています。

文字や画面を通して〝専門家〟が発言しているのを見聞きすると、それらの解説を信じてしまうかもしれませんが、そのほとんどは「本当のことをいっていない」といっても過言ではありません。

じつは世の中には、健康や美容に関する〝妄言〟があふれかえっているのです。

たとえば、コラーゲン豊富なスッポンや豚足を食べると、「お肌がプリプリになる」

などといわれています。

実際、そう信じている女性はたくさんいらっしゃると思いますが、これなどは代表的ともいえる妄言です。

たしかにコラーゲンは皮膚の真皮にあって、皮膚の弾力（お肌のプリプリ）を保つ役割を担っています。

だからといって、コラーゲンを食べたり飲んだりしても、真皮には運ばれませんし、皮膚の一部にはなりません。


じつは**世間がいう「健康や美容にいい食べ物やサプリ」の多くは、この理屈で、食べたり塗ったりしても効果はない**のです。

では、口から入れたコラーゲンがどうなるかというと、カロリーとして体に使われ、そのカスは便として排泄されるのが関の山なのです。

こうしたものの取り柄は、害がないことくらいです。

「認知症にいい」といわれる食品やサプリの摂取＝△

グルコサミンを飲んでも関節には効かない

年齢とともに起こる膝《ひざ》の痛みにはグルコサミンやコンドロイチンがいいと、よく宣伝されています。

たしかに、グルコサミンとコンドロイチンは軟骨成分です。膝関節の軟骨がすり減って起こる膝の痛みに効くかのような印象です。しかし、これらを飲んでも、膝関節に届き、軟骨が再生されるわけではありません。

体外から摂取したグルコサミンが分解されずに関節内まで届き、そこで軟骨の合成の原料になるという科学的根拠は出されていません。

グルコサミンやコンドロイチンを飲んで膝の痛みが和らぐというのは、マユツバです。

また、酵素《こうそ》や核酸《かくさん》が「体にいい」といわれ、ドリンクや錠剤で売られています。たしかに、体の中には何千種類もの酵素があり、酵素は、生命の維持と調節に欠かせません。

しかし、外から酵素を補ってもすぐに分解され、体の中で働くことはありません。

一方、核酸はタンパク質の合成と生物の遺伝現象に関与している生命の源です。

こちらも、いくら外から補っても、体の中の細胞内で核酸として働くはずもありません。もし本当に異種の核酸が体の中で働いたとしたら、その人はヒトではないミュータント人間です。

百歩譲って、核酸自体が「若返りに効果がある」とか「体にパワーをつける」としても、外から補ったところで効果はまったく期待できません。

みなさんもご存じのように、炭とダイヤモンドは同じ炭素でできています。しかし、いくらあがいても炭がダイヤモンドになることは決してありません。

それと同じで、**体のある組織を構成している成分と同じ成分をいくら外から補給してもその組織の修復・再生はできない**のです。

トカゲの尻尾は切られてもまた生えてきます。しかし、私たちがトカゲの尻尾の成分を摂取したからといって、抜けた永久歯は再び生えてこないし、老化した軟骨や脳も再生しないのです。

グルコサミンやコンドロイチンは膝の痛みに効く＝×

イチョウ葉エキスで認知症を抑えられるのか

さて、ここからは脳や認知症に「効く」といわれているものが登場します。

一部の病院では、認知症治療に「イチョウ葉エキス」を取り入れているそうです。

イチョウ葉エキスは、抗酸化作用、血小板凝集抑制《けっしょうばんぎょうしゅうよくせい》作用などがあり、認知症の認知症状にも効果があるとされてきました。

しかし、**最近の研究結果では、イチョウ葉エキスには「認知症を抑える効果が認められなかった」「認知症の発症や認知機能低下に対して効果がない」と報告されています。**

イチョウ葉エキスには、ポリフェノールの一種であるフラボノイドとギンコライドが含まれていて、これらの物質に抗酸化作用があると知られています。

しかし、その他の成分に科学的な効能があることを示す情報はほとんどありません。

イチョウは約2億年前に誕生し、現在まで生き延びているので非常に生命力が強いとされています。

しかし、だからといって、私たちがイチョウ葉エキスを摂取しても、生命力が強くなるわけではないのです。

イチョウ葉エキスは認知症状に効く＝×

青魚は頭より体によい

「イワシ、サバ、マグロなどの青魚にはＤＨＡ（ドコサヘキサエン酸）が豊富に含まれているので、青魚を食べると頭の働きをよくし、記憶力が高まる」などと宣伝されています。ウナギにもＤＨＡやＥＰＡ（エイコサペンタエン酸）が含まれ、頭の働きをよくするとともに動脈硬化も防ぐという話がひんぱんに聞かれます。

また、レバーや粉ミルクには「アラキドン酸」が、ゴマ油やシソ油には「α－リノレン酸」が、オリーブオイルには「オレイン酸」が多く含まれているので、これらの食品を食べると頭がよくなると吹聴されています。

これらはどこまで信じていいのでしょうか。

ＤＨＡもＥＰＡもアラキドン酸もオレイン酸もすべて脂肪酸、さらに細かくいうと不飽和脂肪酸《ふほうわしぼうさん》です。

脂肪酸とは脂質のひとつで、不飽和脂肪酸には、血中の中性脂肪やコレステロールの量の調節を助ける働きもあります。

神経伝達物質《しんけいでんたつぶっしつ》の放出を刺激し、老化した細胞を若返らせる働きもあります。

しかし、残念ながら、たとえばイワシをいくら食べても頭はよくなりません。

なぜなら、不飽和脂肪酸にその効能がないからではなく、**不飽和脂肪酸を多く含む食べ物やサプリメントを口から摂っても、体内ですぐに分解されて便として排出されたり、体の細胞に取り込まれて、ほとんど脳まではたどり着かないからです。**

先ほどお話しした、コラーゲンをいくら口から摂ってもお肌がプリプリにならないのと同じ理屈です。

最近の研究でも、認知症患者にＤＨＡを補充しても、認知機能の低下は防げないと明らかになっています。

不飽和脂肪酸を多く含む食品は体にいいのですが、頭をよくする効果は期待しないほうがいいでしょう。

イワシ、サバなどの青魚を食べる＝△

卵はどれだけ頭に有効か

「コリン」とは、脳の機能に欠かせない栄養素の一種です。コリンは脳のα7アセチルコリン受容体を活性化して、記憶力アップの手助けをするといいます。

だからなのか、コリンが多く含まれている卵にも注目が集まっています。

しかし、果たして卵のコリンが脳に到達して、α7アセチルコリン受容体を活性化できるかどうかは現在のところ、不明です。

また、コリンは神経伝達物質のひとつである「アセチルコリン」の原料になります。「アセチルコリンは認知機能に重要な働きをしているので、アセチルコリンを増やせば認知症が改善する」と盛んに宣伝されています。

この宣伝はまんざら「ウソ」ではありませんが、認知機能に直接携わっているのは$\alpha 7$アセチルコリン受容体です。

そして、脳の中にはたくさんの種類のアセチルコリン受容体が発現していますが、それらすべてが認知機能に関係しているわけではありません。アセチルコリンはすべてのアセチルコリン受容体を活性化するので、認知機能だけを高めるわけではありません。

また、過剰なアセチルコリンによって、$\alpha 7$アセチルコリン受容体以外のアセチルコリン受容体が活性化されて逆に、認知機能が悪くなったり、攻撃的で怒りっぽくなるといった副作用が現れる心配もあります。

さらに、そもそも卵に含まれるコリンが、脳のアセチルコリンをどれだけ増やすかもわかっていません。

卵を食べること自体は悪くありませんが、頭にどこまで有効かは疑問です。また、卵から頭に有効な成分を摂取しようとしたら、かなり大量の卵を食べる必要があります。毎日、大量の卵を食べ続けるのは、現実的には不可能でしょう。

卵を食べると脳が活性化する＝△

ココナッツオイルは脳によいのか？

脳は「エネルギー」と「酸素《さんそ》」がなければ生きていけません。もっとも大きなエネルギー源となるのが「ブドウ糖」です。

ブドウ糖は体の細胞内に取り込まれて、エネルギーに変換されます。ブドウ糖を細胞内に取り込むためには「運び役」が必要です。

認知症では脳の運び役の数が減少し、脳に十分なエネルギーを供給できなくなるのも、神経細胞が死んでいく一因です。

一時流行した、ココナッツオイルの成分は体内で「ケトン体」になります。ケトン体とは、体内の脂肪が分解されてできる産物で、ブドウ糖の代わりのエネルギー源となります。ケトン体は、運び役がなくても細胞の中へ入っていけるのです。

したがって、ココナッツオイルは認知症の脳にエネルギーを供給する一助となり得ます。

しかし、ココナッツオイルがどこまで認知症を改善するかについては、現在のところエビデンスらしいエビデンスがないので、さらなる検証が必要です。

ご飯・パン・麺類・芋類などの炭水化物を極力減らした食事をすると、体内の脂肪が燃焼し、ケトン体が産生されます。理論的には、ココナッツオイルを摂らなくても糖質カットダイエットで同様の効果が得られるはずです。

それが認知症に効果的なのかは、今後の検証が必要と思われます。また、過剰な糖質カットダイエットはおすすめできないのは前にお話ししたとおりです。

ココナッツオイルが認知症を改善する＝△

ポリフェノールは細胞が死ぬのを防ぐが……

イチョウ葉エキスのところで少し触れたポリフェノールは、緑茶や赤ワインなどに豊富に含まれていることで有名です。

その他、コーヒーやココア、ブルーベリー、いちご、ソルダム、ラズベリーなどの果物、オリーブ、玉ねぎ、ほうれん草などの野菜、クルミやアーモンドなどのナッツ類、オレガノ、ローズマリー、セージ、カレー粉（ウコン）などの香辛料・薬草にも多く含まれています。

ポリフェノールには抗酸化《こうさんか》作用があります。簡単にいうと、ポリフェノールには体の細胞が死ぬのを防ぐ作用があるのです。

そもそもポリフェノールとは、植物がみずからを活性酸素から守るために生成する物質です。分子内にフェノール性水酸基《せいすいさんき》を複数（ポリ）持つところから「ポリフェノール」という名前がつきました。

ポリフェノールだけでなく、ビタミンEやビタミンCを含む食品・サプリメントなどでも抗酸化作用が期待できます。

また、先述のイチョウ葉エキスにも、抗酸化作用がありそうです。

ポリフェノールや抗酸化作用を持つ食品・サプリメントなどが体にいいのは確かですが、認知症の予防・治療になるかは疑問です。

たしかに、抗酸化作用は、細胞が障害されるのを防ぎます。

しかし、認知症の神経細胞死（アポトーシス）は抗酸化作用だけでは防げません。

認知症の神経細胞死はそんなに単純には防げないのです。

ですから、「抗酸化作用」は、たしかに老化や生活習慣病などの予防にはよさそうですが、それが即、認知症の予防となるわけではありません。

ポリフェノールは認知症の予防・治療になる＝△

カレーの認知症予防効果は謎

米オークランド大学の調べによると、インドの70歳以上のアルツハイマー型認知症の発症率はアメリカの約4分の1ほどだったそうです。

そこで、インド人の国民食といってもいいカレーには認知症予防効果があるのではといわれています。

カレー粉に含まれる「クルクミン」には抗酸化作用があります。また、クルクミンは、アルツハイマー型認知症と関係のあるアミロイドβ《ベータ》が脳内にたまるのを防ぐ働きもするといわれています。

ヒトへの有効性は確認されていませんが、ラットを用いた実験ではクルクミンによる記憶改善効果が確認されています。

クルクミン以外にもカレーのスパイスには血流をよくする作用があります。


ある食物・食品に、抗酸化作用あるいは血流改善作用があるとわかると、十把一絡げ的に認知症の予防になるという声が上がります。認知症を治るものにしたい気持ちが高じたゆえかもしれません。しかし、**自ら何の検証もせずにただ声高に叫ぶのはあまりにも無責任**ではないでしょうか。


前項でもお話ししたように認知症の神経細胞死（アポトーシス）は抗酸化作用だけでは防げません。

ですから、インド人の高齢者が認知症になる確率が、同世代のアメリカ人に比べて格段に低いのはカレーのおかげとは決めつけられないのです。

では、ほかにどんな理由が考えられるのでしょうか？

世界保健機関（WHO）の『世界保健統計2016』によると、アメリカ人の平均寿命は79・3歳。これに対してインド人の平均寿命は68・3歳と、10年以上も短命です。

認知症は、高齢になればなるほど発症リスクが高まります。

とするなら、インドの高齢者のアルツハイマー型認知症発症率がアメリカに比べて低いのは、平均寿命が短いのが関係しているのかもしれません。

果たしてどちらなのか、あるいは今後、第3の理由が登場するのか。このあたりはまだ謎に包まれています。

私は、先ごろ引退したイチロー選手がかつてそうしていたように、毎日朝食にカレーを食べています。これは、認知症予防のためではなく、ただ単にカレーが大好きで、食欲をそそるからです。カレーには体にいい効果がたくさんあるでしょうが、認知症予防をカレーだけでするのは難しいのではないでしょうか。

なお、クルクミンを過剰に摂取すると、肝機能障害や皮膚炎を起こすことが知られています。カレーの食べすぎには注意が必要です。

カレーには認知症予防効果がある＝△

納豆は脳梗塞予防によいが……

「脳にいい」食材として納豆が見直されているようです。

納豆は日本発祥のソウルフードで、弥生時代にはすでにあったという説もあるそうです。骨の発育に欠かせないビタミンK$_2$やマグネシウムなどが含まれているのもあって、古くから〝健康にいい食べ物〟とされてきました。

その納豆が改めて注目されたのはナットウキナーゼという成分が含まれているからです。ナットウキナーゼは酵素タンパク質の一種で、血をサラサラにする働きがあり、脳梗塞予防に有効といわれています。

脳からの連想で認知症にも効果があるといわれるのでしょうが、実際に認知症に有効なのでしょうか。

ナットウキナーゼは小腸で細かく分解されないと吸収されません。そして分解されたナットウキナーゼは血をサラサラにする作用がなくなります。

仮に、**納豆を食べて分解されないナットウキナーゼが吸収されて脳梗塞予防になったとしても、残念ながら認知症（アルツハイマー型認知症）予防には直接つながりません。**

ほかにも納豆にはレシチン（ホスファチジルコリン）というリン脂質の成分も含まれています。

そんなところから、「ホスファチジルコリンはアセチルコリンを作る成分を含んでいて、記憶力をアップさせる」ともっともらしく説明されることもあるようです。

「頭にいい」といえば、短絡的に脳内物質のアセチルコリンと結びつけられやすいですね。しかし、認知機能・記憶力はアセチルコリンだけで調節されているわけではありません。ですから、ただ単にアセチルコリンだけを増やしても認知機能・記憶力アップは期待できません。

また、**納豆にはビタミンEも多く含まれています。ビタミンEには抗酸化作用と血流改善作用があります。納豆が認知症予防になるかどうかは別として「体にいい」のは間違いありません。**

そもそも納豆が「体にいい」のは、発酵食品だからというよりも、原料の大豆が体にいいからと私は見ています。大豆自体にビタミンEが多く含まれていて、抗酸化作用もあるからです。

納豆は認知症を予防する＝×

ブロッコリーで認知症は予防できるのか

ブロッコリーには、β《ベータ》カロテン、ルテイン、グルタチオンなどの抗酸化作用のある成分が多く含まれています。そこで、例によって認知症予防になると説明されることがあります。

ブロッコリーが体にいいのは間違いありませんが、実際のところ、認知症の予防になるのでしょうか。

何度も繰り返しますが、**抗酸化作用だけで認知症が予防できるほど、認知症の病態は単純ではありません。**

ブロッコリーにはアセチルコリンが豊富に含まれていて認知機能の改善効果があると説明されることもあります。はっきりいいますが、この説明はまったくのデタラメです。ブロッコリーにアセチルコリンは含まれていません。

また、アセチルコリンそのものを摂取しても、アセチルコリンは脳の脳血液関門《のうけつえきかんもん》

（血液中の有害な物質などが脳内に侵入するのを防ぐ機構）を通れず、脳には運ばれません。

最近わかってきたことですが、ブロッコリー、ジャガイモ、オレンジ、リンゴ、ラディッシュの5種類の野菜・果物には、アセチルコリンを分解するのを防ぐ「アセチルコリンエステラーゼ阻害剤（医薬品として使用されている塩酸ドネペジル、ガランターゼなど）と同様の働きをする成分が含まれているそうです。それはブロッコリーにもっとも多く含まれているとか。

しかし、古くより、いろんなアセチルコリンエステラーゼ阻害剤は開発されていましたが、脳血液関門を通って脳に運ばれるかどうかが問題でした（医薬品の塩酸ドネペジル、ガランターゼは通ります）。

ですので、ブロッコリーにアセチルコリンエステラーゼ阻害成分が含まれていたとしても、その成分が脳血液関門を通るタイプのものどうかは確認されていません。

また、そもそも、薬の塩酸ドネペジル、ガランターゼが認知症の進行を遅らせるとされていますが、認知症「予防」に有効かどうかは実証されていません。

このあたりの問題をクリアしない限り、ブロッコリーを食べると認知症が予防できると考えるのは早計です。

ブロッコリーは認知症を予防する＝△

ビタミンB_{12}が認知機能を高める可能性

米国コロラド大学の研究で、物忘れの症状がある39人にビタミンB_{12}を摂取させたところ、すべての患者の記憶力が改善したと結果が出ています。

興味深いことに、認知症患者さんの血中ビタミンB_{12}は、正常の人より少ないという結果も示されています。

ビタミンB_{12}は、あさりの味噌汁なら1杯で1日分の推奨摂取量を満たせるそうです。それなら、あさりの味噌汁で、認知症が予防できるのでしょうか？

ビタミンB_{12}が欠乏すると物忘れ症状が出るともいわれています。

認知症は、ビタミンB_{12}の欠乏だけで発症するわけではありませんが、どうやら**ビタミンB_{12}が認知機能に関与しているのは間違いない**ようです。

なぜ、ビタミンB_{12}が認知機能を高めるかのメカニズムの詳細はわかっていませんが、私は20年以上前にモルモットを用いた実験で、メチルコバラミン（ビタミンB_{12}）が、海馬におけるシナプス伝達長期増強現象を誘発することを発見しました。この結果は、ビタミンB_{12}が記憶力を高める作用があると示唆しています。

また、ビタミンB_{12}はパントテン酸とともにコリンからアセチルコリンの合成に関わる酵素の働きを助けることがわかっています。

つまり、ビタミンB_{12}は、認知機能を高める可能性があるのです。

ビタミンB_{12}だけでなくビタミンB_1や葉酸は、血中のホモシステインの値を減少させ、血管性認知症を予防できるかもと推測されています。

いずれにしろ、**ビタミンB_{12}そのもの、あるいはビタミンB_{12}を多く含む食材を摂取するのは頭のためにいい**でしょう。

ビタミンB_{12}は動物性食品に多く含まれています。その代表格が**あさり、牡蠣《かき》、イクラ、赤貝などの魚介類や、牛や鶏などのレバー**となります。植物性食品では**干しのり（味付けのり、焼きのりなど）**です。


ビタミンB_{12}には認知機能を高める可能性がある＝○

ビタミンD不足の人は認知症になりやすい

ビタミンDは、カルシウムやビタミンKとともに骨の形成に役立つ栄養素で、腸からのカルシウムの吸収を促進する働きがあります。ビタミンDが不足すると骨粗《こつそ》鬆症《しょうしょう》の原因になります。

以前より、ビタミンD不足は認知症にもつながるといわれていました。事実、認知症の患者さんは正常な人よりビタミンDの血中濃度が低いと指摘されています。

２０１４年、**ビタミンD不足は認知症になる危険性が2倍以上高くなる**、という注目すべき研究結果が英国エクセター大学から発表されました。

これは、歩行障害や物忘れ症状がない65歳以上の高齢者１６５８名を対象に、ビタミンDの血中濃度を測定し、認知症などの発症状況を平均６年間にわたって追跡調査したものです。

ビタミンD不足が認知症の直接の原因なのかはまだ実証されていませんが、少なくとも、**ビタミンD不足の人が認知症になりやすいのは事実**です。

高齢者がビタミンD不足を解消するのは脳だけでなく、健康のためにも重要でしょう。

ビタミンDは、日光を浴びると体内でも合成されます。皮膚がんになるほどは必要ありませんが、**散歩などで適度に日光を浴びる**ようにしましょう。
また、**ビタミンD含有量が豊富なキクラゲやカツオ、イワシ、ニシン、サケ・マスなどの魚類を積極的に摂取するのも大切**です。

ビタミンD含有量が豊富な食べ物を積極的に摂取する＝○

〝味方〟なのか〝敵〟なのか、コーヒーの二面性

コーヒーが病気のリスクを減らす飲み物として、改めて注目されています。
それはコーヒーに、炎症や酸化を抑えるポリフェノールがたくさん含まれているためです。

コーヒーに含まれるポリフェノールは多量で、１００g当たりの含有量は２００mgです。緑茶（１１５mg）、紅茶（96mg）、ココア（62mg）を上回り、赤ワイン（２

３０㎎）に肉薄しています。

日本人のポリフェノール摂取は、コーヒーからが断然多く、ある調査では、緑茶の約３倍、赤ワインと比べるとなんと20倍以上の量をコーヒーから摂取しています。


しかし、37～73歳の34万７０００人を対象とした調査をおこなった南オーストラリア大学の研究チームは最近、**「コーヒーの過剰摂取は心疾患リスクを上昇させる」**と発表しました。

心疾患リスクを高める要因はカフェインです。コーヒーは他のお茶類よりもカフェインが多量に含まれています。

カフェインには、体内でコルチゾールの分泌を増やす働きがあります。コルチゾールとはホルモンの一種で、ストレスを受けると分泌量が増えることから「ストレスホルモン」とも呼ばれています。そのコルチゾールの分泌が慢性的に多くなると、海馬を萎縮させたり、血圧を上昇させたり、心拍数を増やしたりする作用があり、心臓に負担をかけたり不整脈を起こしやすくします。

その一方で、**カフェインは濃度に応じて細胞死（アポトーシス）を抑制する**作用が確認されています。

また、カフェインはアデノシン（代謝物の一種）A_{2a}受容体を抑える働きがあります。最近、この働きによってパーキンソン病が改善されるとわかってきました。これは、カフェインを含むコーヒーはパーキンソン病の予防になるうると示唆しています。なお、パーキンソン病の人は認知症発症リスクが高まります。

さらに、カフェインには記憶力を向上させる効果もありそうです。

マウスを用いた実験で、カフェインを投与した群の記憶力は非投与群よりも向上する結果が得られています。

また、「タウタンパク質を過剰に発現させたマウス」を用いた実験で、「カフェイン投与群」は、「非投与群」と比較して、脳に沈着したリン酸化タウタンパク質（有害ゴミとなるタウタンパク質）が少なく、記憶力障害も緩和されていたと報告されています。

しかし、その詳細なメカニズムは完全には解明されていません。

こうなると、コーヒーは〝味方〟なのか〝敵〟なのか判断に迷いますが、**過剰摂取は控えたほうがいい**のかもしれません。

ちなみに、南オーストラリア大学の研究チームによると、「1日に6杯以上のコーヒーを摂取する人は、1～2杯の人に比べて心疾患のリスクが22％上昇する」としています。

心疾患のある人の認知症リスクは健常者よりも高まります。

また、体質によっては、カフェインの摂取は睡眠を妨げます。

コーヒーは一日に1～4杯程度飲むのが適量となるのではないでしょうか。

コーヒーは過剰摂取を控える＝〇

プラズマローゲンは救世主になれるのか

最近、テレビなどで話題になった「プラズマローゲン」はグリセロリン脂質の総称で、その中に細胞膜を形成するホスファチジルコリン、ホスファチジルセリン、ホスファチジルイノシトール等が含まれます。最近は、頭によいとしてサプリとして売られています。

プラズマローゲンには抗酸化作用があり、海馬における神経細胞を新たに生み出す能力があり、認知症に効くと説明されています。

たしかに、本書にもたびたび登場する抗酸化作用には細胞を保護する働きがあり、認知症患者さんだけでなく、正常な方でも体にいいと思います。

ただ、この作用は、プラズマローゲンでなくても、ポリフェノールを含む緑茶やワイン、ビタミンEやビタミンCを含む食品やサプリメントなどでも同様の効果が期待できます。

そして、脳の神経細胞が年齢にかかわらず新しく生まれてくるかどうかは、現在、論争の的です。

たとえ、プラズマローゲンがマウスやラットのような動物の海馬で神経細胞新生促進作用が確認されたとしても、人間に当てはまるとは限りません。つまり、今のところ「ヒトの海馬に対してプラズマローゲンが神経細胞の新生を促進する」証拠はないのです。

したがって、プラズマローゲンが本当に認知症に効くかどうかは多くの疑問点が残っています。

プラズマローゲンは認知症に有効＝△

第3章

この脳トレ運動はどこまで有効か

「認知症の予防になる」と証明されている運動はひとつだけ

「認知症の予防になる」と謳《うた》われている運動は数多くありますが、じつは、医学的かつ統計学的にはっきりとその効果が認められているものはたったひとつしかありません。

それは**ウォーキング**です。

ウォーキングだけが、認知症の予防策としてその効果が認められているのです。

アメリカの高齢女性1万8766名を対象とした、自分で回答を記入する方式で「身体活動量《しんたいかつどうりょう》」と2年間の「認知機能の変化」を調査した疫学研究があります。

そこには、低強度のウォーキングを週に1・5時間以上おこなっている女性は、週に40分以下のウォーキングしかおこなっていない人に比べて、認知機能の低下が明らかに少ないと報告されています。

別の研究報告もあります。

他に、ウォーキングの距離（日常生活での歩行を含む）と認知機能の変化に相関関係があるかを6～8年という長期間にわたって検討した研究でも、ウォーキングの効果が証明されています。

週当たりの歩行距離の多い高齢者よりも、少ない高齢者のほうが認知機能が大きく低下していたのです。

また、1日の平均歩数が7500歩未満の高齢者は、7500歩以上の高齢者と比較すると、6カ月後の視覚性記憶の低下が大きいことが確認されています。

つまり、1分間に100歩程度として、1日に1時間15分（7500歩）くらい歩けば、立派な認知症の予防になります。

ウォーキングには認知症の予防効果がある＝〇

サボってもいい

とはいえ、「毎日1万歩近くは歩かないといけない」などと自分を縛る必要はありません。

「早歩きのほうがいい」といった声もあるようですが、気にしなくて大丈夫です。

自分のできる範囲で少しずつ習慣づけていくのが、いちばん大切です。

そもそも運動にしろ何にしろ、義務感にかられてやるものではないし、人から強制されてやるものでもありません。**気が乗らなかったり、イヤだと思ったりした日は、サボってもいい**のです。

私は、外来で診ている患者さんにも同じことをいっています。

ウケを狙っているわけではありません。

では、なぜ私は「怠けてもいいですよ」「イヤなら休みましょう」などといっているのでしょうか？

それは、厳しく自分を縛ったり、強制されたりすると、ストレスがかかってしまうからです。

先述したように、**ストレスは認知症にとっても大敵**です。

ストレスがかかると、神経のタウタンパク質がリン酸化されていきます。専門書ではないので詳しい記述は避けますが、タウタンパク質がリン酸化された状態が高じると、認知症発症の呼び水となるのです。

本来、認知症予防効果があるウォーキングを無理しておこなって、ストレスで認知症になってしまっては、本末転倒どころの騒ぎではありませんね。

ウォーキングは毎日おこなわないと効果がない＝×

なぜこの運動が効くのか

ただし、なぜ歩くことが認知症の予防になるかのメカニズムはまだわかっていません。

いくつかの説はあります。

もっとも有力なのは、BDNF《ビーディーエヌエフ》の関与説です。

タンパク質の一種であるＢＤＮＦ（脳由来神経栄養因子《のうゆらいしんけいえいよういんし》）は、脳の活動を支える栄養分の代表格で、海馬に多く含まれています。

そのＢＤＮＦの合成が、歩くと促されるというのです。

米ピッツバーグ大学のエリックソン博士の研究グループは２０１１年、60〜80歳の被験者が週に3回、30〜45分のウォーキングを1年間継続すると、海馬の大きさが２％増加したと報告しています。

正直なところ、海馬が大きくなったというのは、私には疑問ですが、**BDNFが「頭にいい」作用をするのは間違いない**ようです。

なお、とくに形にこだわる必要はありません。

ウォーキングというと、まっすぐな姿勢で手足を大きく動かす歩き方が一部で推奨されているようですが、そんな歩き方をすると体に負担をかけ、かえってマイナスという考え方もあります。

とくに高齢の方は無理は禁物。「楽しい」と思える範囲でおこないましょう。手足を大きく動かしたほうが認知症予防に効果的というエビデンスは、今のところありませんから。

ウォーキングは「楽しい」と思える範囲でおこなえばよい＝○

「ウォーキングだけですべての病気が治る」のウソ

ウォーキングに関連して、もうひとついいたいことがあります。

ウォーキングの効能について、何の根拠もないことを専門家を装って吹聴している人が目につきます。

たとえば、「ウォーキングだけで認知症を含めたすべての病気が治る」と唱えている著書があります。その内容は、自身では何の研究も検証もせずに、他人の説だけを寄せ集めたにすぎないものです。

また、「歩行は脳内のアセチルコリンを活性化し、記憶を司る海馬や大脳皮質《だいのうひしつ》の血管が広がって血流がよくなり、脳を元気にさせる」などと、もっともらしく説明されることもありますが、これはまったくのデタラメです。

そもそも、歩行でアセチルコリンは活性化されません。歩行で血液中のアセチルコリンの量が増えるかどうかはわかりませんが、それで活性化されるのはアセチルコリンではなくアセチルコリン受容体です。

さらに、仮に脳のアセチルコリン受容体が活性化されたとしても、海馬や大脳皮質の血管を拡張して血流を増加させる作用はありません。

こうした言説には踊らされないようにしましょう。


ウォーキングで認知症がどの程度予防できるかわかりませんが、骨折などで老齢者が入院して、1カ月間ほどベッドで寝たきりになっていると、一気に認知症を発症、あるいは認知症が進行してしまうという話はよく耳にします。

歩くことの大切さを逆説的に教えている一例です。


歩行は脳内のアセチルコリンを活性化する＝×

「適度な運動」も効果的

かといってウォーキング以外の運動はまったく効果がないのかというと、そうではありません。

じつは動物実験では、運動量の多いマウスの脳でアミロイドβ《ベータ》の沈着が少ないことが明らかになったのです。

この結果は、適度な運動によって軽度認知障害からアルツハイマー病への進行を予防できる可能性を示唆《しさ》しています。

つまり、「適度な運動」も、やや範囲を広げていえば認知症予防に有効とされています。

では、いろいろある運動の中から何を選べばいいのか。

別段、選ぶコツはありません。自分が好きなことを選べばいいのです。

たとえば、ウォーキングと水泳だったら、どっちを選ぶべきか、などと考えるのはナンセンスです。自分がやりたいほうを選びましょう。

ですから今日は水泳、明日はウォーキングでもOKです。

ちなみに私がおすすめしたい「適度な運動」には、**ラジオ体操、エレベーターを使わずに階段の上り下りをする、近所の買い物に車を使わずに歩いていく**、などがあります。


とはいえ、人にすすめられても、無理におこなうのは、ストレスになります。

たとえば隣の家の人が階段の上り下りを毎日おこなって元気そうだからといって、真似する必要はありません。**人は人、自分は自分**です。

要は、少しでも脳にプラスをもたらせばいいのです。

試合で勝ったり、筋力をアップさせるのが目的ではないのですから、自己流、マイペースを貫いてください。

ラジオ体操などの「適度な運動」も認知症予防に有効＝○

散歩するときに心がけたいコツ

散歩も、ウォーキングの部類でしょうか。

散歩をするときは、鳥の声に耳を傾けたり、咲いている花の匂いを嗅ぐといったこともしてみてください。周囲の様子にも意識を向けるのです。

それで五感すべてとはいいませんが、いくつかの感覚がより働くのは間違いありません。

1章で五感の総動員が海馬の活性化につながるとお話ししましたが、五感を動員するのは少しの心がけで簡単にできるのです。

散歩やウォーキングは、森の中や緑の多い公園でおこなうのもいいでしょう。

森林浴でストレスホルモンのコルチゾールの分泌量が下がったという論文は数多く発表されています。

散歩をする場所を森や公園の中に移すだけで、海馬を萎縮させる要素がひとつ減るのですから、ぜひ実行したいところです。

散歩をするなら森や公園の中がいい＝○

過度の有酸素運動は認知症予防にならない

有酸素運動とは、酸素を使って脂肪を燃焼させることからそう呼ばれています。ジョギングやウォーキング、水泳やサイクリングがその代表格ですが、とくに認知症が気になる年代の方にとって、有酸素運動の〝やりすぎ〟はよくありません。必要以上に強くやるのも、回数を多くやるのも、かえってマイナスとなります。

なぜかといえば、体の中が酸化されてしまうからです。体の中が酸化されると細胞が死んでいきます。

そもそも酸素は人間になくてはならないものですが、体の中に入りすぎると害になるのです。

にもかかわらず、「有酸素運動が認知症予防になる」といった説が世の中に出回っています。たとえば、有効である理由として、次のようなものが挙げられるようです。

①有酸素運動をおこなうことで持続的に酸素が体内に血液によって運び込まれ、その血流増加は脳にもおよび、脳の血管に新鮮な酸素を含んだ血液が送り込まれる。
②脳内の血液が豊富になることで、脳の神経細胞であるニューロンが新しく作られる。そして、神経細胞同士を結びつける働きを持つシナプスは脳機能に非常に重要であり、酸素が多く脳に送られることで活発に働き、記憶力がアップする。
③脳内の血流増加により、傷ついて機能しなくなった毛細血管の代わりに新しい毛細血管も作られていく。
④ 以上①~③の作用により、脳の記憶を司る海馬の脳内ネットワークがうまく機能しなくなることで起こる認知症を予防できる。

一見、「もっともだ」「なるほど！」などと思われるかもしれませんが、これらは医学的・科学的にはまったく根拠がありません。以下、ひとつずつ見ていきましょう。

①血液中の酸素濃度が高まることと血流増加は別物です。また、血液に含まれる酸素は「古い」も「新鮮」もありません。

②脳血流増加でニューロン（神経細胞）が新しく作られることは決してありません。シナプスの活動が酸素濃度に比例して活発に働くこともなければ、記憶力を増強させることもありません。

③脳内の血流増加が毛細血管の新生を促すことはありません（有酸素運動を習慣的におこなうことにより、運動不足で劣化していた手足等の毛細血管が活性化することはあります）。

④まったく非論理的で、意味不明の説明です。

以上、私の〝反論〟からも明らかなように、有酸素運動が認知症予防に有効であるといった根拠はどこにもないのです。

私たち人間は海（水）の中から発生した生物であり、水の生物にはそこまで酸素が必要ありません。ですから、元来、余分な酸素は酸化ストレスとなって体に害を及ぼします。

エアロビクスを代表とする有酸素運動は、体内の糖質や脂肪が酸素とともに消費されるので、ダイエット・健康に効果的といえます。しかし、その一方で、酸素が大量に細胞内へ運ばれると、酸化ストレスの原因物質である活性酸素が発生し、細胞死（アポトーシス）へと追いやるのです。

これは、体のどこにでも起こる現象で、脳においても例外ではなく脳神経細胞が死んでいきます。

したがって、**有酸素運動のやりすぎは脳にとっていいとは決していえません。**

ウォーキングも有酸素運動の一種ですが、運動強度が高くないのがよいのかもしれません。脳を保護するためには激しい運動を避けたほうが賢明です。

激しい有酸素運動は認知症予防になる＝×

酸素を取り込むよりも、きわめて軽い虚血状態を作り出す

「頼りにしていた有酸素運動がよくないなら、どんな運動をすればいいのでしょうか」

といった声が聞こえてきそうですが、そんな方には、有酸素運動よりも軽度の「虚血《きょけつ》」に導く運動をおすすめします。

軽度の虚血とは、「軽い無酸素運動」と同様です。無酸素運動とは筋トレや短距離走などで、有酸素運動とちがって、酸素を必要としない運動です。

虚血とは体の細胞中の酸素や栄養素が不足した状態です。脳が虚血になると脳のグリア細胞からグルタミン酸が分泌されます。

グルタミン酸は学習・記憶に関係する「LTP《エルティーピー》（長期増強：シナプスにおける情報伝達効率の長期に及ぶ向上）」や「LTD《エルティーディー》（シナプスの長期抑圧）」を誘発するもっとも重要な神経伝達物質です。

つまり、脳を軽度の虚血にすることで記憶力を向上させる可能性があります。

ただ、**完全な虚血になると細胞死を招きますのでくれぐれも注意が必要**です。あくまで「軽い虚血」を頭に置いてください。

では、実際に「軽い無酸素運動」を紹介していきましょう。

・息を止めて数メートルでも十数メートルでもいいので泳ぐ。

・何人かで手をつなぎ、軽く息を止める。それを何回か繰り返す（絶対にひとりではやらないでください）。※気楽におこなえばいいのですが、目安としては10秒息

を止め、大きく息を吸ってまた10秒息を止める。これを10回ほど繰り返すのが適度でしょう。

仮に、有酸素運動が「脳にいい」としても、激しい有酸素運動はしんどいし、まして や高齢者にとっては体力的にも難しいです。

かといって、1日中何もせずに、家に閉じこもっていても、体にも脳にもいい影響はありません。

だったら、前述のような簡単な運動をおこない、きわめて軽い虚血状態を作り出したほうが、酸素を取り込むよりも、認知症の予防に有効だと考えています。

軽い無酸素運動は認知症予防に有効＝○

この指先運動を毎日短時間でもおこなう

手の指が使えるのはヒトとサルだけです。

手指の運動は非常に複雑な脳の回路によって調節されています。したがって、ピアノなどの楽器を弾く、字を書く、コンピューターのキーボードで入力といった指先を使う運動は脳を活性化させます。

もちろん、ただ単に指を動かすだけでも脳の活性化につながります。

そのため、認知症予防にいろいろな手指体操が提唱されています。

ここでは、「指折り体操」「指回し体操」「親指グーパー体操」の3つをご紹介します。

●指折り体操

親指から小指まで順に曲げて開く体操です。

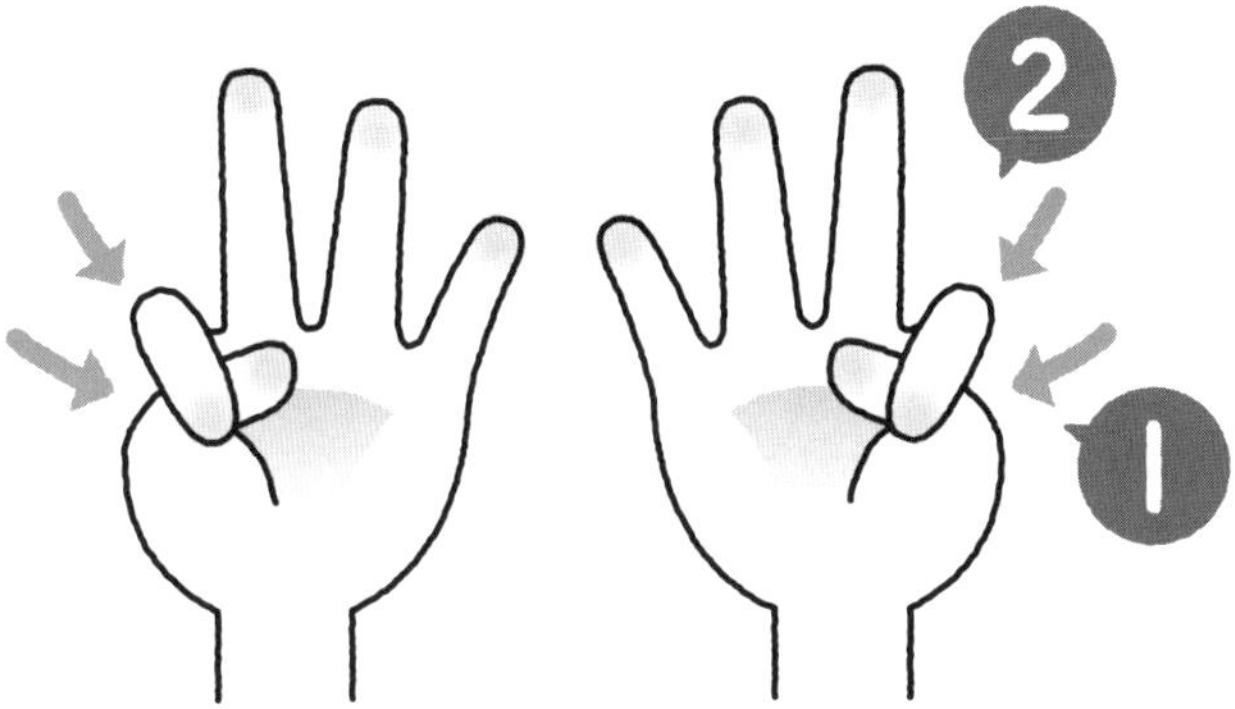

①左右の手を開き、親指、人差し指から小指までを順番に曲げていく。このとき、1～5までの数を声に出して数える。

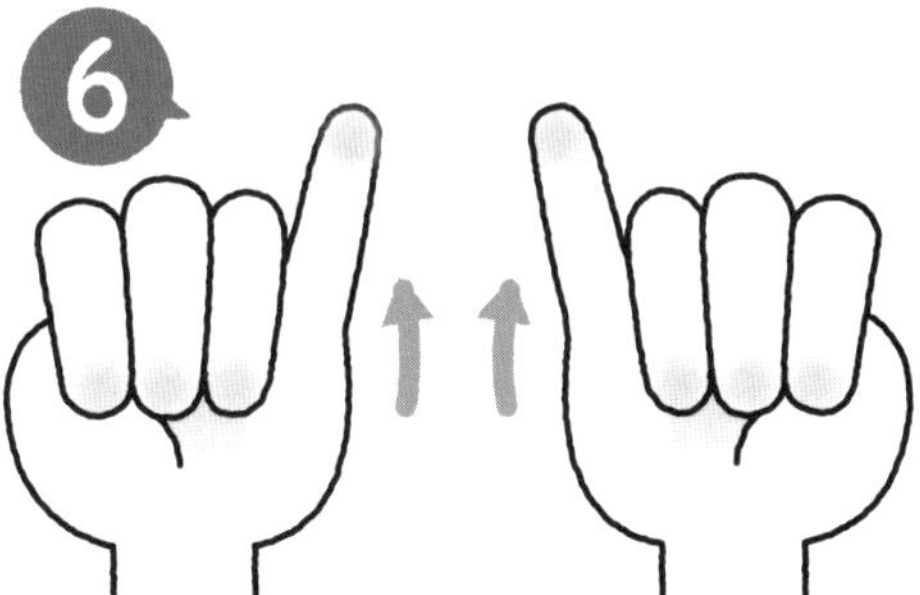

②小指から順に開いていく。このとき6～10までの数を声に出して数える。

③以上を3回繰り返す。

●指回し体操

両手を使って同時に運動する体操です。

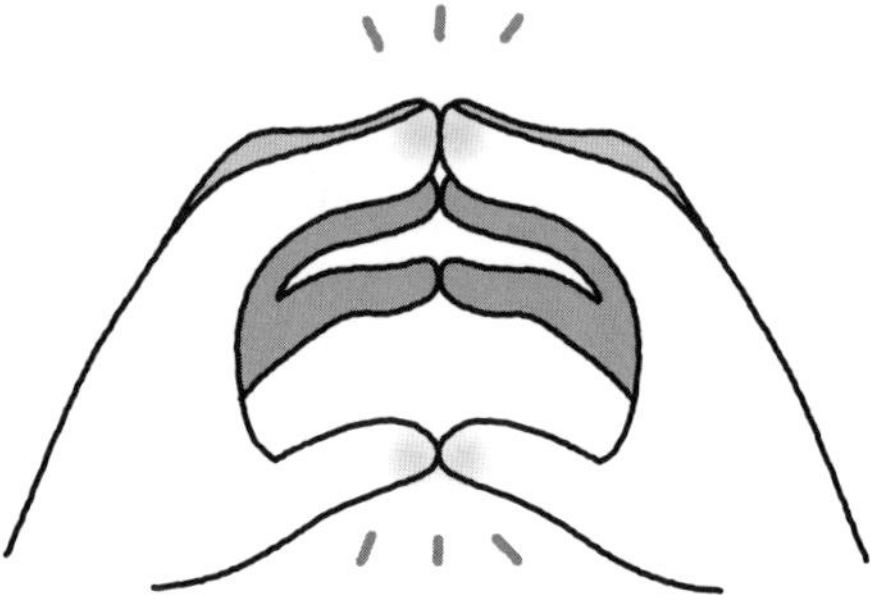

①両手の指先を合わせる。

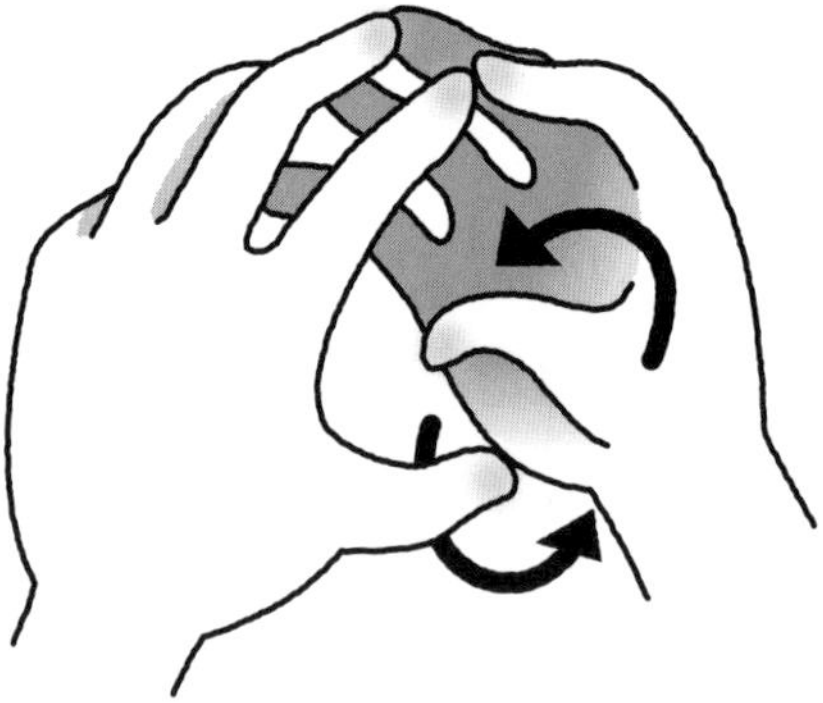

②親指から順に、指がふれないように回していく。手前から奥、奥から手前へ各指20回ずつ、もしくは約30秒間回す。

●親指グーパー体操

親指を他の指の内側に入れたグーと、他の指の外側に出したグーの組み合わせを利用した体操です。

●体操１

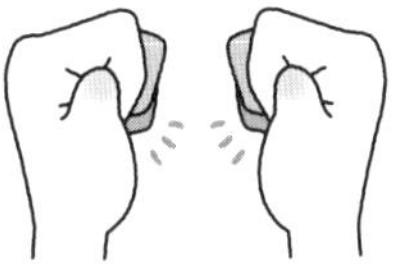

①両手同時に親指を内側に入れたグーを作る。

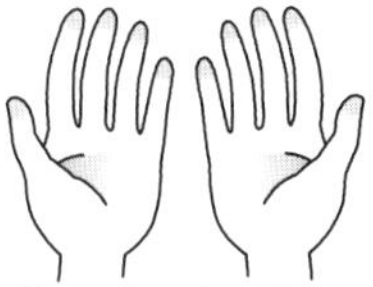

②両手同時に開く。

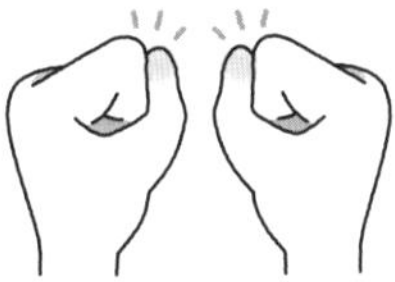

③両手同時に親指を外側に出したグーを作る。

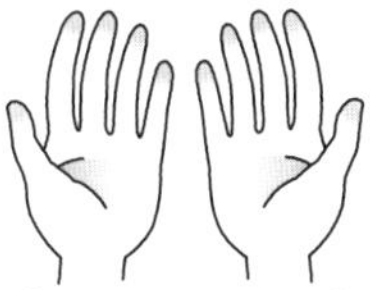

④両手同時に開く。
❶～❹を繰り返す。

●体操２

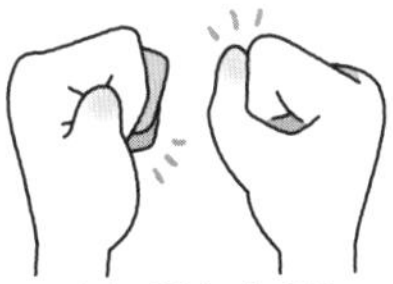

①片方は親指を内側に、片方は親指を外側に出したグーを作る。

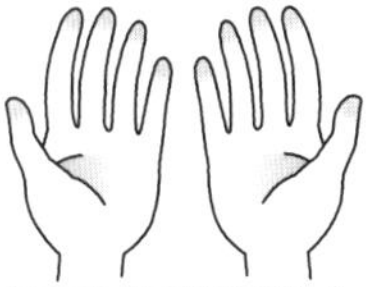

②両手同時に開く。

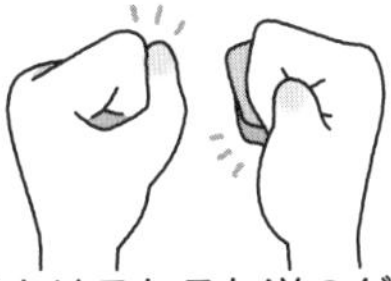

③❶とはそれぞれ逆のグーを作る。

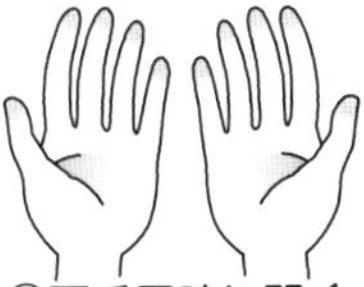

④両手同時に開く。
❶～❹を繰り返す。

このような指先運動も「こうでなければならない」という〝正解〟があるわけではありません。自分でいろいろと工夫して、応用バージョンも作ってみましょう。可能なら、短い時間でも毎日おこなうよう心がけてください。

指先運動は脳を活性化させる=○

国立長寿医療研究センターが考案した「コグニサイズ」

ここでは、私がもっとも有効と考えている運動を紹介しましょう。

脳は、使わないと衰える、すなわちシナプスは退化していきます。そこで、普段とは違う運動をしながら、頭を働かせることで、脳を活性化させ、認知症の発症を防ごうとするさまざまな取り組みが全国でなされています。

国立長寿医療研究センターは、認知症予防として認知課題(計算、しりとりなど)

を組み合わせた運動、「コグニサイズ」を開発しました。**コグニサイズ**（cognicise）は造語で、その語源は英語のcognition《コグニション》（認知）とexercise《エクササイズ》（運動）に由来しています。

コグニサイズは、認知トレーニングと運動を同時におこなうことで、脳の働きを活発にするといわれています。

脳画像や認知機能テストなどで軽度認知障害《けいどにんちしょうがい》（ＭＣＩ）と判定された高齢者のうち、コグニサイズをしたグループでは、記憶力テストの成績がよくなり、脳の萎縮の進行が抑えられたと報告されています。

コグニサイズをおこなううえでは以下の点が提唱されていますので、留意してください。

（1）無理はしないで徐々におこなう
（2）ストレッチしてから開始する
（3）水分を補給する

(4) 痛みが起きたら休息を取る
(5) トレーニング中の転倒に注意する
(6) 少しの時間でもできるだけ毎日おこなう
(7) 「ややきつい」と感じるくらいの運動をおこなう
(8) 慣れてきたら次の課題にうつる
(9) トレーニング内容は複数の種目をおこなう
(10) 継続がもっとも大切

要するに、今まで運動する習慣がなかった人が急に張り切ってしまうと、思わぬ事故につながったり、体を痛めてしまうので、無理はせず、根気よく、コツコツと楽しく継続してやることが大事であるということです。

コグニサイズにはいろいろなバリエーションがありますが、ひとりでできるものには124～125ページのような「**コグニステップ**」があります。

コグニサイズには何かをしながらウォーキングを行う**「コグニウォーキング」**もあります。

コグニウォーキングは「上半身を起こし、視線は前を向く」「お腹に力を入れ、腹筋を意識する」「手をしっかり後ろに振りながら歩く」「いつもより大股で歩く」「しっかり蹴り出し、かかとから足をおろす」ことが、重要なポイントといわれています。

2人でおこなう場合には、しりとりをしながらウォーキングをします。

ひとりでやるなら、「俳句を考える」「100から7ずつ引いていく」「ナンバープレートの数字を覚える」というやり方もあります。

●コグニステップ

まず、両足をそろえ、背筋を伸ばして立つ

①「1」と唱えて右足を右横に大きく開く

②「2」と唱えて右足を元の位置に戻す

③「3」と唱えて左足を左横に大きく開き、拍手する

④「4」と唱えて左足を元の位置に戻す

⑤①から④を1セットとして10分間繰り返す。「3」の倍数では拍手をする。

「コグニステップ」には、3人や5人といったグループで輪になって、みんなで昇降台に登ったり降りたりしながら、『順番にひとりずつ数を声に出して数え、「4」の倍数で手を叩く』、『順番にしりとりをして、前の人がいった単語を覚える』といったものもあります。

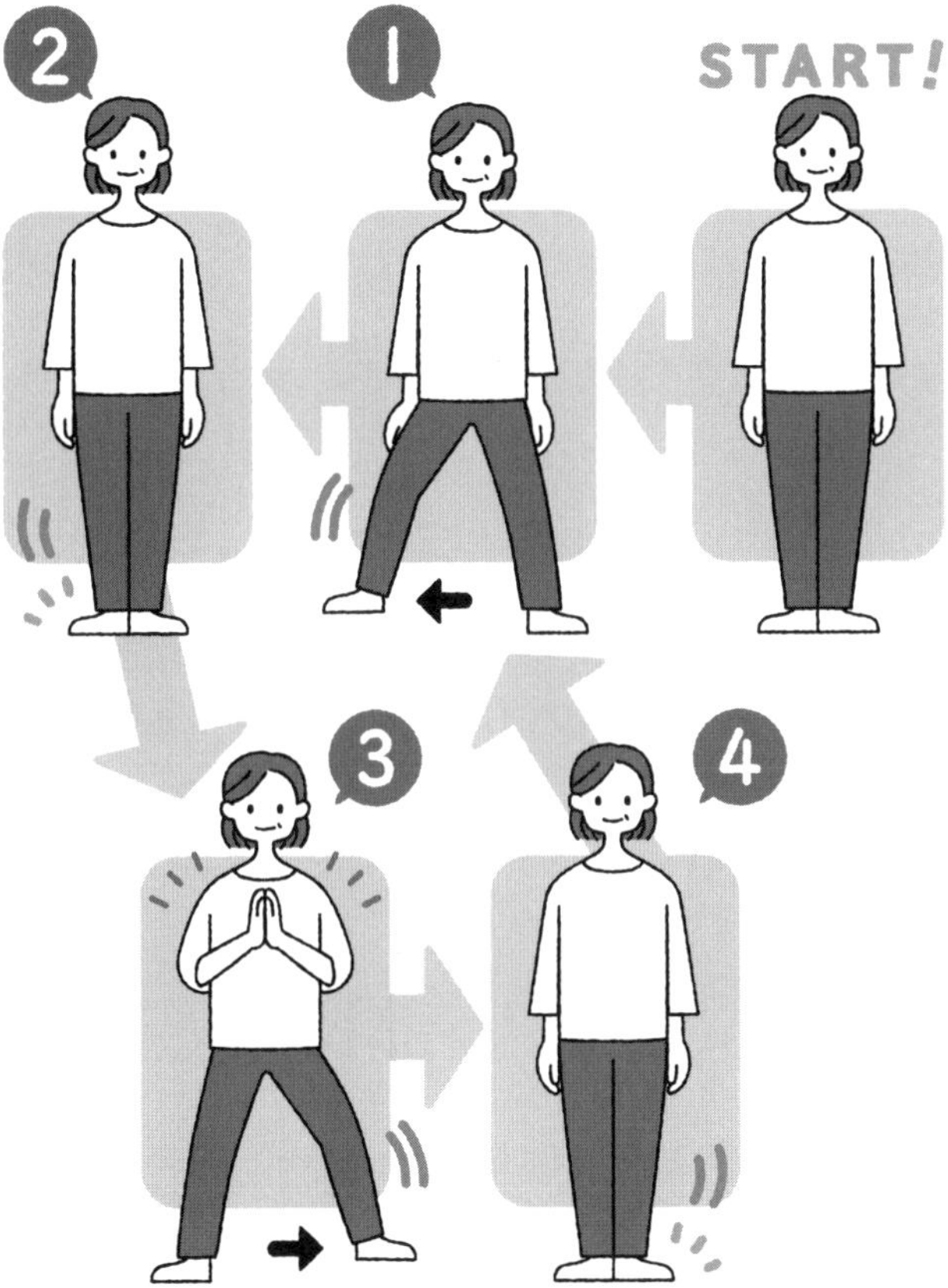

※慣れてきたら、ステップの順番を変えたり、手を叩く倍数の数を変えるなど、いろいろ試してみましょう。

このように、体と頭（脳）を一緒に動かすと、身体機能の維持向上だけでなく、「楽しむ」気持ちが生まれ、脳にポジティブな効果が生まれるのでしょう。

言い換えると、ストレスを解消し、脳にタウタンパク質の「ゴミ」がたまるのを防いでいるのかもしれません。

体と頭を一緒に動かすこと＝○

第4章

あなたの危険度をチェックする

あなたの「物忘れ度」は安心できるかチェック

人は年齢とともに、なかなか物を覚えられないようになったり、物忘れがだんだんひどくなったりします。

それが「年のせい」ではなく、ひょっとして認知症の症状だとしたら……。

一般の方がどちらなのかを判断することはきわめて困難です。かといって、そんな段階で専門医を訪ねるのも気が引けるかもしれません。

そこで、この「物忘れ度チェック」の登場です。次の20項目のうち、心当たりがあるものをチェックすることで、あくまで目安ではありますが、安心していいのかがわかります。

●あなたの物忘れ度をチェック！

当てはまるものにチェックを入れてください。

□同じ話を繰り返す
□物や人の名前が出てきにくい
□物をしまった場所を思い出せない
□今しようとしていることを忘れる
□意味なくタンスの引き出しの開け閉めをして物を探すしぐさをする
□財布などが見当たらないのを他人のせいにする
□食事で何を食べたか思い出せない（食事したことを忘れている）
□電車やバスで降りる駅、停留所がわからない
□慣れている場所で道に迷う
□蛇口やガス栓を締め忘れる
□計算ができない
□漢字を忘れる
□約束を忘れ、すっぽかす
□同じものを繰り返し大量に買う

□料理の段取りができなくなった
□趣味だった読書や裁縫などをしなくなった
□物事に対する興味がなくなった
□やる気がなくなった（外出がおっくうになった）
□些細《ささい》なことで怒りっぽくなった
□身だしなみに無関心になった（だらしなくなった）

どうでしたか？　厳密な検査ではないので判定はしませんが、10項目以上当てはまる方は、一度、専門医の診察を受けたほうがいいかもしれません。

単なる物忘れと認知症の区別は危険

単なる物忘れと認知症の区別については、「2つの区別はこうつければいいのですよ」と、もっともらしくいう人もいるようです。それは、

「昨日の朝、何を食べたか覚えていないのは単なる物忘れ、食べたこと自体を忘れてしまっているのが認知症」

というものです。

「なるほど！」と信じてしまうかもしれませんが、このような判断は、私には、的を射ているどころか、きわめて危険に映ります。

たしかに、たまたま「昨日の朝、何を食べたか覚えていない」程度なら、問題はないかもしれません。

しかし、その人がこの一点だけで安心してしまい、他の認知症の兆候をチェックするのを怠ってしまうとしたら、きわめて危険です。

すでに何度かお話ししているように認知症は60歳を境として、発症比率がぐんと高まります。何の兆候がないにしても、「60歳を過ぎたら一度は専門医の診察で脳の画像検査や認知機能検査（ＭＭＳＥ）を受けるべき」が私の考え方です。

根本的治療法がない認知症には、早期発見や予防が大事なのはいうまでもありません。

それが、「昨日の朝、何を食べたか覚えていない」人が、その程度なら単なる物忘れだからと、しばらくは専門医の診察を受けようとしないのなら、その間に認知症を発症、進行させてしまう可能性もないわけではありません。

いや、「昨日の朝、何を食べたか覚えている」人だって、認知症ではないと断言できる保証は何ひとつないのです。

私の臨床の経験上でも、このような人に認知機能検査をしてみたら、認知症が疑われると判断せざるを得ないことが少なからずあります。

認知症が自覚症状のない病気であるのをくれぐれも忘れないでください。

では、もう一方の「食べたこと自体を忘れてしまっている」人はどうなのでしょうか。

そういう方は、認知症、それもかなり進行した状態の認知症である可能性が高いでしょう。すぐにでも専門医の診察を受けることをおすすめします。

物忘れは、認知症症状のほんの一部

認知症の典型的な症状は「物忘れ」ですが、じつは**「物忘れ」は認知症の症状のほんの一部**でしかありません。

人の認知機能とは、五感を通じて外部から入ってきた情報から物事や自分の状況を認識したり、言葉などで表現したり、計算したり、学習したり、記憶したり、問題解決のために役立てたりなどといった、いわば人の知性の働きを総称した概念です。

外からは気がつきにくいのですが、**じつは認知症になると、「聴覚」「味覚」「嗅覚《きゅうかく》」にも衰えがきます。**本人は自覚はできますが、他人とは比較しにくいですし、自覚しても症状を第三者にわざわざ伝えることもあまりないでしょう。ですから認知症との関連は注目されていませんでした。

一般的に40代ともなれば、腰痛や肩こり、老眼を自覚し、体力の衰えを実感します。それ以降も、50～60代になれば、多くの方が感覚機能の衰えを感じるものです。

そして「年が年だから仕方ない」と受け入れるのですが、認知症による五感の衰えである可能性も否定できません。

絶えず気にかけるほどではないにしろ、物忘れ以外にこうした〝症状〟があることも意識しておいてください。

すべての人が5割の可能性を持っている

認知症になる可能性が俄然高まる60歳をすぎても、「自分は大丈夫だ」と考えている方が少なくないようです。

でも、その自信に根拠はあるのでしょうか。「そんな気がする」「体力には自信があるから」「親も認知症にならなかったから」などと、たいていは脆弱《ぜいじゃく》というか、医学的な裏づけのないものでしょう。

認知症に関わる遺伝子はいくつかは発見されていますが、遺伝との関連は低く、それよりも加齢や生活習慣など他の要因のほうが大きいとされています。

「自分は大丈夫」という根拠なき自信は、心理学では「正常性バイアス」とか「正常化の偏見」と呼ばれているそうです。

この正常性バイアスは、人間が本来備えている心の機能で、何か異常事態が起きたときに、過剰な反応をしないことで心身を疲労から守る役割を果たす面もあるそうです。けれども、どちらかといえば〝出遅れ〟になるほうが多いのではないでしょうか。

少なくとも**病気に関しては、多少なりとも「おかしいな」と思ったらすぐに検診を受けるべき**です。中でも認知症は、発見が遅くなれば進行を止めることすら難しくなります。

統計学的には「自分だけは大丈夫だ」はあり得ません。病気に関していえば、なるか、ならないか。つまり、**すべての人が5割の可能性を持っています。**

〝特別待遇〟は存在しないのです。

私が知人に「大丈夫ですよ」と断言した理由

「自分は大丈夫」と思いこむ人がいる半面、認知症にどんな症状があるのか、それなりに理解している人も増えてきています。

だからなのか60代や70代の知人から質問を受けることも多くなってきました。

「先生、私、最近怒りっぽくなったように思うのですが……。認知症の気があるのでしょうか?」

「物忘れが気になるのですが……」

その表情はけっこう真剣です。

私はこう答えます。

「大丈夫ですよ」

すると知人はまた質問してきます。

「でも先生、怒りっぽくなる（物忘れをする）って、認知症の症状ですよね？　本当に大丈夫なんでしょうか？」

読者のみなさんも「どうして大丈夫なの？」と思うかもしれませんね。

ここで、認知症は進行するにつれて症状が自覚できなくなる疾患であることを思い出してください。

たしかに怒りっぽくなったり、物忘れが激しくなったりするのは、認知症の症状ですが、**こうした症状は認知症になっている人には自覚できないケースが多く、たいていは周囲の人間が「あの人、ちょっとおかしいのでは？」と気づくものなのです。**

付け加えるなら、認知症の「物忘れ」は、長年住み慣れた自分の家に帰る道順を忘れる、自分の子どもや夫や妻のことまで忘れてしまうといった「激しい物忘れ」も含まれています。

ですから私は、自分の〝症状〟を自覚できている知人には「大丈夫です」と断言できたのです。

ピーナツバターの匂いでわかること

最近は、その栄養価の高さで注目されているピーナツバター。

そのピーナツバターを使った研究が、２０１３年、米フロリダ大学のマックナイト脳研究所センターで行われました。

ピーナツバターを入れた皿をテーブルの上に置いて高さ30センチのところから一方の鼻を押さえて頭を下げていき、ピーナツバターが匂いはじめる高さ（ピーナツバターを入れた皿と鼻の距離）を計測するものです。

その結果、認知機能が落ちている人は、匂いの感度、とくに左の鼻の感度が落ちているとわかりました。

どうしてそうなるのかはまだ解明されていませんが、海馬《かいば》の機能が落ちているために鼻が利かなくなっているのは間違いないでしょう。

ちなみに私は今、ピーナツバターの代わりにコーヒーを使ってデータをとっているところです。

ごくごく初期段階ではこんな症状が現れる

では、認知症の初期段階や、その前段階である軽度認知障害《けいどにんちしょうがい》（ＭＣＩ。詳しくは次章で説明します）では、どんな症状が現れるのでしょうか。

あるとき、テレビでこんな場面を見ました。

軽度認知障害と診断された某テレビ局の記者がいちばん最初におかしいなと気づ

き、なおかつショックだったことを振り返っていました。
「仕事で会う予定だった人との約束を忘れてしまったことです」

たしかに認知症のごく初期段階や軽度認知障害では、約束をすっぽかすとか、自分の家や会社に行く道がわからなくなるなどが、「激しい物忘れ」が出る前の症状として現れることがあります。

極端にいうと、**そのときに「おかしいな」と思えるかどうかが運命の別れ道になる**かもしれません。初期症状ではありますが、自覚できる最後のチャンスかもしれないからです。

認知症になることを必要以上に恐れる必要はありませんが、「転ばぬ先の杖」は認知症対策としても有効と肝に銘じていただきたいです。

銀行のカードの暗証番号を忘れる、2～3日前に読み終わった本のタイトルを忘れる、親しい人の名前が出てこない……。

こんなことが何度か続いたときは、専門医の診察を受けましょう。

外来の様子で認知症かどうかがわかる⁉

通常、認知症かどうかの診断はMMSEや、MRIなどの脳の画像検査などの結果によって下します。

ですから、その結果が出るまで、もちろん病院に来た患者さんに「大丈夫です」とか「危ないかもしれません」などと、予断を与えることはいいません。が、自分自身は患者さんを見て、事前にある程度の見当をつけておきます。

シンプルにいえば、その人を見た瞬間に、認知症かどうかがだいたいわかるのです。

「大丈夫」の場合はけっこうわかりやすいです。

べつにその人の顔色や物腰を見るわけではありません。ほかの専門的知識も必要ありません。

ひとりで来るか、配偶者や子どもなど近しい人に連れられて来るかの違いで、だいたいの見当がつくのです。

ひとりで来る人は「問題なし」の場合が多いものです。

そんな人は、「ちょっとおかしい」と自ら感じてやってくるわけですが、本書でも何度か繰り返しているように、認知症というのは自覚症状がなくなっていく病気です。

ですから、〝自覚症状〟らしきものがあるうちは、たいていの場合、大丈夫なのです。

実際には、その〝自覚症状〟は単なる老化現象の場合が多いようです。

では、ひとりではなく誰かに連れてこられるケースではどうでしょうか。

もちろん「気のせい」ということもありますが、概してひとりで来る場合よりも、深刻なケースが多くなります。

本人にすでに自覚症状がなく、近しい人が思い余って連れてくることが多いからです。

とはいえ、ひとりで来た方が「大丈夫」だったとしても、永遠のお墨付きをもらったわけではありません。

60歳を境に海馬の萎縮が多くなることに鑑みても、その年齢以降は、半年か1年に1回程度は定期的に専門医の診察を受けましょう。

認知機能検査（MMSE）に挑戦！

先に少し触れた認知機能検査（MMSE＝Mini Mental State Examination）は、多くの専門病院が認知症を診断する際に使用しています。主に記憶力、計算力、言語力、見当識《けんとうしき》（現在の日時や日付、自分がどこにいるかなどを正しく認識しているか）を測定するための検査です。

私のＭＭＳＥスコアの〝採点基準〟は次のようになります。

- **27〜30点：正常**
- **20〜26点：軽度認知障害の疑い**
- **19点以下：認知症**

もちろん、認知症の診断はＭＭＳＥだけでなく、問診や画像検査などをあわせておこないますが、ＭＭＳＥもひとつの〝目安〟になります。

診察時には以下の11問が口頭でおこなわれます。実際の問題を掲載しますので、ぜひ挑戦してみてください。

「認知機能検査（MMSE）」の設問

●質問1／時間の見当識（5点）

＊今年は何年ですか

＊今の季節は何ですか

＊今日は何曜日ですか

＊今日は何月何日ですか（月と日で各1点）

●質問2／場所の見当識（5点）

＊ここは何県ですか

＊ここは何市ですか

＊ここは何病院ですか

＊ここは何階ですか

＊ここは何地方ですか

●**質問3／即時想起（3点）**

＊「今から私がいう言葉を覚えて繰り返しいってください」と、3つの言葉を1秒にひとつずついう。ひとつ答えられるごとに1点。

例）「『さくら、ねこ、電車』はい、どうぞ」

「今の言葉は、あとで聞くので覚えておいてください」

●**質問4／計算（5点）**

＊100から順に7を引いてもらう。5回できれば5点。間違えた時点で打ち切り（答えが止まってしまった場合は「それから？」とうながす）。

●**質問5／遅延再生（3点）**

＊質問3で提示した言葉を再度復唱させる。

●**質問6／物品呼称（2点）**

＊時計（または鍵）と鉛筆を順に見せて「これは何ですか？」と尋ねる。

●**質問7／文の復唱（1点）**

＊「今から私がいう文を覚えて繰り返しいってください」と、次の一節を口頭ではっきりいう。

例）「みんなで力を合わせて綱を引きます」

●**質問8／口頭指示（3点）**

＊次の3つの指示を口頭で伝え、実行してもらう（紙を机に置いた状態ではじめる）。

・「右手にこの紙を持ってください」

・「それを半分に折りたたんでください」

・「そして私にください」

●質問9／書字指示（1点）

＊次の文章を読んで実行してもらう。

「目を閉じなさい」

●質問10／自発書字（1点）

＊次のように伝える。

「何か文章を書いてください。どんな文章でもかまいません」

●質問11／図形模写（1点）

＊図形を示して次のように伝える。

「この図形を正確にそのまま書き写してください」

（角が10個あり、２つの五角形が交差していれば正答）

いかがでしたか。このテストは自分自身でおこなってもいいし、配偶者など近しい方に質問してもらう形でおこなってもかまいません。

私は、MMSEの11項目の中で、とくに質問5（遅延再生：3点満点）の点数を重要視しています。

これは3つの言葉を覚えて（質問3・即時想起）、計算をおこなったあとに、その3つの言葉を思い出すものです。この点数が悪いのは「短期記憶障害」の兆候とみなしていいでしょう。

質問5が0点でも、それ以外がすべて正解であれば27点の高得点になります。しかし、安心はできません。

なぜなら、昔のことはよく覚えているのに、ついさっきのこと、極端にいえば1分前のことを忘れるのがアルツハイマー型認知症における物忘れの特徴です。

ですから、**たとえスコアが正常範囲だとしても、質問5の点数が1点以下の場合は軽度認知障害が強く疑われます。**

同じテストを繰り返し受けても問題はないのか

ＭＭＳＥを試しに自分でおこなってみてくださいとおすすめすると、こんな思いにかられる人もいるかもしれません。

「実際に病院でこの検査を受けるときに、質問も答えもわかっているのだから、カンニングをして点を取ったようなもので、公正な検査にならないのではないか」

「同じテストを２度も３度も受けるのはおかしいのではないか」

「ＭＭＳＥを自宅で試したあとで病院で受けたら、いい点数になるのは当然だし、それを基準とするのはおかしいのではないか」

こうした疑問を抱く方は、認知症である可能性がきわめて低いと考えられます。

認知症は、その多くが記憶障害の症状をともないます。

ですから、病院で認知機能検査を受ける際に、試しに自分でおこなったときの質問や答えを覚えているとしたら、それは認知機能に問題がないという意味で、たいへん喜ばしいことなのです。

私が診察しているクリニックでは、ＭＭＳＥを初診時だけでなく再診時にも行います。

中には「またですか」といぶかる患者さんもいらっしゃいますが、そんな方には、前回の質問をしっかり覚えているのは認知機能の向上を意味しているのですよ、と説明しています。

同じ患者さんが同じテストを繰り返し受けても、何ら問題はないのです。

なお、ＭＭＳＥの点数評価に加えて、持続するうつ状態・過度の不安、不眠、食欲不振は軽度認知障害の兆候であるかもしれません。

軽度認知障害の早期発見できる『高次脳機能バランサー』

「高《こう》次《じ》脳《のう》機《き》能《のう》」とは、人間が日常的に生活を円滑に送るため必要なさまざまな脳の働きをいいます。そこには当然、認知機能も含まれます。

これらは互いに影響し合っていて、脳機能のバランスを維持するには、多角的なアプローチが必要です。

『高次脳機能バランサー』は29のプログラムで、脳機能障害のリハビリ用としてだけでなく、脳トレ、認知症予防としても日常的に楽しみながら高次脳機能を総合的かつ手軽なトレーニングで改善できるよう開発されたソフトウェア（アプリ）です（株式会社トータルブレインケア開発・販売。https://p.cog-evo.jp/）。

最近、『高次脳機能バランサー』を軽度認知障害の診断に応用しようとする試みがなされています

「認知機能」には、**見当識、注意力、記憶力、計画力、空間認識力**などがあります。

見当識は「現在の年月や時刻、自分がどこにいるかなど基本的な状況を把握する力」、**注意力**は「大切なことに意識を集中させる力」、**記憶力**は「物事を忘れずに覚えている力」、**計画力**は、「その場の状況に合わせて最適な計画を考え、準備する力」、**空間認識力**は「物体の位置・方向・姿勢・大きさ・形状・間隔など、物体が3次元空間に占めている状態や関係をすばやく正確に把握、認識する力」と定義できます。

『高次脳機能バランサー』のメニューには、「今日は何月何日かを選ぶ」「すべての25をクリックする」「同じ模様の魚を選ぶ」「同じカードを1組選ぶ」「カードを順番に数枚出した後に1枚のカードを示し、これまでに出たカードかどうかを当てる」などの認知機能のテストがあります。

その結果を時系列に分析して、日々の脳の変化の予兆をつかめるのです。

家庭で、楽しみながらゲーム感覚でできる『高次脳機能バランサー』は軽度認知障害の早期発見に有用であるかもしれません。

また、家庭でも楽しみながら気軽にできる脳の機能トレーニングになります。

「うつ状態」かどうかチェックしてみよう

認知症にうつ病をともなうことは多く、逆にうつ病に認知症をともなうこともよく見受けられます。

なぜかというと、**認知症とうつ病の病因・病態が類似しているから**です。うつ病の患者さんは海馬が萎縮しているケースが多いという報告があります。

つまり、海馬萎縮によって、その働きが低下することがうつ病の原因になると考えられているのです。

以下の内容が当てはまるものが多い方は、軽度認知障害や認知症になる可能性が高いため、できるだけ早く専門医の診察を受けましょう。

とくに60歳以降の人は要注意です。

（1）こころの症状

●抑うつ気分

□気分が落ち込む
□悲しい気持ちになる
□憂うつだ
□何の希望もない

●思考力の低下

□集中力が低下し、仕事の能率が落ちた
□些細な決断ができない
□注意力が散漫になって、人のいうことがすぐに理解できない

●意欲の低下

□今まで好きだったことや趣味をやる気になれない
□友人や家族と話すのも面倒だし、話していてもつまらない
□テレビや新聞を見てもおもしろくない

□身だしなみやおしゃれに関心がわかない
□いつも焦燥感がある
□毎日生活に張りが感じられない

(2) 体の症状

●睡眠の異常

□眠れない
□早く目が覚める
□夜中に何度も目を覚ます
□寝た気がしない

●食欲の低下

□食欲がない
□何を食べてもおいしくない
□体重が1か月で数キロも減った

●疲労・倦怠《けんたい》感
□体がだるい
□疲れが取れない
□ひどく疲れる
□体が重い
●ホルモン系の異常
□月経の不順
□勃起の障害
□性欲減退
●その他の症状
□頭重感
□体のさまざまな部位が痛む
□便秘
□動悸《どうき》がする

□異常に汗が出る
□息苦しい

第5章

軽度認知障害を意識するのが、予防の第一歩

軽度認知障害（MCI）を知っていますか？

認知症ではないが、正常でもない。こんな認知症の前段階ともいうべきなのが、「**軽度認知障害**《けいどにんちしょうがい》（ＭＣＩ＝Mild Cognitive Impairment）」です。軽度認知障害の患者さんは現在４００万人ほどいるとされていますが、約半数は5年以内にアルツハイマー型認知症に移行すると言われています。

軽度認知障害の診断基準は確立されていませんが、私の場合、その簡単な目安として、認知機能検査（ＭＭＳＥ）のスコアが20～26点の方は「軽度認知障害の疑いがある」としています。

また、米国神経学会でメイヨークリニックのピーターセン博士らにより２００１年に提唱された軽度認知障害の定義は、以下の5項目を満たすものとされています。

①本人または家族（介護者）による物忘れの訴えがある

②加齢の影響だけでは説明できない記憶障害の存在

③日常生活能力は自立
④全般的な認知機能は正常
⑤認知症は認めない

しかし、軽度認知障害を右記の定義に当てはめて診断するのは非常に困難です。五感の人は年をとるとともに認知機能低下だけでなく、五感も衰えていきます。五感の衰えが同年代の人よりも進行していると感じたら、早期に「物忘れ外来」で診察を受けたほうがいいかもしれません。

また、朝起きる・着替える・身だしなみを整える・食事をするといった一連の行動ができない、話しかけられてもそれを理解し適切に応えることができない、買い物をしてお金の支払いがうまくできない、約束（時間や行為）を忘れる、といったような症状が出てきた際も、軽度認知障害を疑ってもいいかもしれません。

さらに、軽度認知障害の特徴として、前章でも述べたうつ症状、不安感をともなうことが多いとされています。

宙ぶらりんにされている軽度認知障害

厚生労働省では、ＭＣＩについて以下のように定義しています。

「進行的に認知症にいたる、認知機能の変化から見れば正常な老化の過程と区別できる前駆的な期間が存在する。正常な高齢者が認知的変化を生じて認知症に転化していく過程で、認知検査で正常の老化と区別しうる時点から認知症の診断がつくレベルまでの期間として5年から10年の期間がある。平均すると6年から7年である。広義には軽度に認知機能が低下したこの時期の状態を軽度認知障害（Mild Cognitive Impairment：ＭＣＩ）と呼ぶ」

いかにもお役人らしいわかりにくい表現が使われていますが、**要するにＭＣＩとは、認知症の前段階的なもので、そのまま放っておくと5～10年以内に認知症を発症させる可能性がかなり高い**のです。

さて、このＭＣＩですが、現行の医療では手のほどこしようがありません。なぜなら、ＭＣＩは「認知症」ではなく、「認知症の予備軍」だからです。認知症ではないので、国で承認された認知症の薬剤の処方はできないのです。

薬剤とは、その薬剤の治療対象となっている病気の人がもらうものです。ですから、病院でＭＣＩと診断されても、認知症の薬はもらえず、何もしてもらえないのです。

せいぜい、こんな食べ物がいい、こんな生活を送ったら……といったアドバイスがもらえる程度でしょう。

極端な言い方になってしまいますが、病院で診てもらいたいのなら認知症になるしかないのです。病院でＭＣＩと診断され、「しばらく様子を見ましょう」といわれたら、それは「認知症になったらまたおいでください」と大差ないのです。

国を挙げて「認知症は早期発見、早期治療が大切」などといっておきながら、じつはその受け皿が用意されていないのです。

認知症予防とは、「ＭＣＩから認知症への進行を防ぐこと」です。つまり、「認知

症予防＝ＭＣＩへの対処法」です。私はいつも患者さんに、

「認知症を予防するよい薬はありませんが、何か楽しみを持ってストレスをためないことが予防になります」

と説明しています。

物忘れはなぜ起きる？

認知症は、４章でも説明したように認知機能全般が衰えていく病気です。

たとえば、出された料理を目で確認したり、ひと口食べたときに「ステーキだ」とわかること。これもひとつの「認知」ですが、それがわからなくなってしまうのが、認知症なのです。

私たちは、この世に生まれ落ちた瞬間から、声やにおいや手触りといった大量の情報を脳に記憶させ続けます。

脳の中では、脳神経細胞の間で「情報」のキャッチボールがおこなわれています。覚える・思い出す・集中する・理解するといった情報をボールに載せて伝えているようなイメージです。

年齢とともに、誰でも体の動きが鈍くなりますが、体の中も同じで、加齢とともにキャッチボールの動きが鈍ります。つまり、情報の伝達がスムーズにいかなくなるのです。

これが認知症や、物が覚えられなくなる、忘れやすくなるといった原因となるのです。

大人の脳細胞が生まれてくるかは論争の的

ごく簡単にいえば、認知症は脳神経細胞が衰えたり死んだりすることで起こります。ただし、その脳神経細胞は毎日、自然に死んでいきます。

哺乳類《ほにゅうるい》の脳の海馬では、脳室《のうしつ》の周りにある神経幹細胞から新たに神経細胞が生産され続けると報告されています。

マウスでおこなった私の研究でも、海馬で1日当たりに数個の新たな神経細胞が生まれるのを確認できました。

ヒトを対象とした従来のいくつかの研究でも、高齢者でも記憶のセンターである海馬で1日当たり約700個の神経細胞が新しく生まれ、毎年、海馬神経細胞全体の1・75％が新しい神経細胞に置き換わると推定されています。

また、ニューヨーク・コロンビア大学のボルドリニ准教授らの研究グループは高齢者でも神経前駆細胞が海馬の神経細胞を生成する能力があると報告しています（Cell Stem Cell 23:782-783, 2018）。

これに対して、カリフォルニア大学サンフランシスコ校のソレルス博士の研究グループは、ヒトの胎生期や生後の発達期の海馬では神経前駆細胞（神経細胞の子供）の集団があり、神経細胞の新生が盛んであるが、生後1年の間に新生神経細胞の数は急速に減少し、7～13歳ではほとんど見られなくなると、まったく逆の説を報告しています（Nature 555:377-381、2018）。

この研究結果は、成人では脳神経細胞が新しく生まれてこない、換言すればヒトの脳神経細胞は再生されないということです。

海馬に限らず、脳の神経細胞が年齢にかかわらず新しく生まれてくるかどうかは現在、論争の的です。

しかし、もし、**仮に何歳になっても脳の神経細胞を再生する能力があるとしても、脳梗塞、脳内出血、脳外傷などで神経細胞が傷つき、死んでしまうと、どんな治療をおこなっても１００％の元の正常な状態に戻ることはありません。**何らかの後遺症が残るのはみなさんもご存じのとおりです。

また、認知症の人の海馬が著明に萎縮しているのは疑う余地のない事実であり、どんな治療をおこなっても海馬の萎縮は元に戻りません。したがって、いくら成人（高齢者）の脳に神経細胞再生能力があるとしても、いったん傷つき、死滅した脳の完全修復能力まではないのです。

その一方で、運動をしたり、ある薬剤・サプリメントを摂取したら、「海馬が大きくなった」という記事が散見されます。「海馬が大きくなる」要因として、運動や薬剤・サプリメントによって脳血流が増加するため、と説明されています。

しかし、海馬の血流が増加すれば当然、海馬の容量が増える(「海馬が大きくなる」)わけで、これは海馬の神経細胞数自体の増加を反映するものではありません。とするなら、「いくつになっても脳はよみがえる」という表現は「正しくない」といえるでしょう。

基本的に**「死んだ脳神経細胞は再生しない」**と考えるほうが妥当です。だからこそ認知症をはじめとする脳の病気はやっかいなのです。

ですから、脳の病気への対応策はひとつしかないことをご理解いただけるでしょう。

そう、つまり、**脳の神経細胞が死滅するのをいかにして食い止めるか、また生きている脳の神経細胞をいかにして元気に保つか。**それが脳の病気の予防と治療の基本です。

認知症はサイレントキラー

自覚症状がないまま密かに進行し、ある日突然、生命の危機にさらされる——。高血圧、脳卒中、一部のがんなど**サイレントキラー**（沈黙の殺人者）という物騒な名前で呼ばれる症状や病気は少なくありません。

じつは、認知症もこれに類する病気なのです。より正確にいうなら、**「認知症は、症状が進行するにつれて自覚症状がなくなる病気」**となります。

たとえば、サイレントキラーといわれる肝臓がんにしても、どこかの段階では気がつくものです。黄疸《おうだん》が出はじめて病気を自覚することもあるでしょう。

一方、認知症は「最後まで気がつかない」ケースが圧倒的なのです。

もちろん、途中で家族など周囲の人が変調に気づくケースも少なくありませんが、なにしろ本人に自覚症状がないので、病院に連れていくだけでも、大変な苦労をともなう場合もあります。嫌がる本人に屈して結局はそのまま放置も稀《まれ》ではありません。

かといって、最近、物忘れが多くなったなどという「ほんの少しだけ気になる」状況で病院で検査まで受ける人は、めったにいません。

ここからも、予防の大切さがわかるでしょう。

認知症症状の基本のき

といって、認知症に最初から最後までまったく自覚症状がないわけではありません。ごく初期では「ちょっとおかしい」「いつもと違う感じがする」といった症状らしきものが現れます。

しかし、この段階で認知症を疑う人はほとんどいません。そのまま放置され、そのうちにじわじわと進行して、そのうちに自覚症状がなくなってしまうのです。

では、初期の段階で気がつくにはどうしたらいいのでしょうか。

常識的な答えになってしまいますが、出現するさまざまな症状を見逃さないことでしょう。当の本人は気づきにくいので、家族の協力が不可欠となります。


さて、ここからは認知症の症状について見ていきましょう。

認知症の症状は、中核《ちゅうかく》症状と周辺《しゅうへん》症状に大別されます。

中核症状とは、認知症の直接の原因とされる、脳細胞が死んだり、働きが悪くなって起こる症状のことで、認知症の人なら誰にでも現れます。

もうひとつの周辺症状とは、「行動・心理症状」ともいわれる、その人の性格や置かれている環境などによって現れることがあるものです。

たとえば、「前日の晩に食事をしたかどうか覚えておらず、自宅周辺をよく歩き回る」という場合、「前日の晩に食事をしたかどうか覚えていない＝ひどい物忘れ」が中核症状で、「自宅周辺をよく歩き回る＝徘徊《はいかい》」が周辺症状となります。

主な中核症状と周辺症状には以下のようなものがあります。

《中核症状》

記憶障害……その日の朝に食事したかどうか覚えていないなど、直近の記憶がすっぽりと抜け落ちている。

見当識《けんとうしき》障害……自分のいる場所や季節、時間などがわからない。

実行機能障害……近所のコンビニに行こうとしても行けないなど、目的を果たす行動ができない。段取りができない。

失語《しつご》……聞く・話す・読む・書くがちゃんとできない。

失行《しっこう》……服をちゃんと着たり脱いだりできない（着衣失行《ちゃくいしっこう》）、絵がうまく描けない（構成失行《こうせいしっこう》）など。

《周辺症状》

妄想、攻撃的言動、睡眠障害、徘徊、抑うつ、不安、焦燥、暴力行為、幻覚、介

護への抵抗、不潔行為、依存、心気《しんき》（重病にかかっていると思い込み必要以上に悩むこと）。

あなたの大事な人にこうした症状がいくつかあるのなら、黄信号がともっているかもしれません。

海馬のCT撮影は、簡単ではない

自分自身が、あるいは家族など近しい人が認知症かもしれないと思ったときは、できるだけ早くかかりつけ医に相談します。

かかりつけ医がいない人は、大病院の**「物忘れ外来」**や**「認知症外来」**などを訪ねてみましょう。

いわゆる町の精神科医や内科医も診察してくれるでしょうが、その際は留意点もあります。

「最近、物忘れが……」と相談しても、医師によっては画像診断もせずに（設備がないところもあります）、「まあ大丈夫でしょう」などと薬だけ処方しておしまいのところもあるからです。

厚生労働省は、認知症対策に力を入れ、医師の診断技術の向上もテーマのひとつにしていますが、腕のいい認知症の専門医はまだまだ少ないと頭に置いておきましょう。


私は自身が脳外科出身なのもあって、認知症の診断ではCTなどの画像検査に重きを置いています。とくにアルツハイマー型認知症では海馬が萎縮しているかどうかが大きなポイントだと考えています。

ところがCTで海馬を撮影するのは簡単ではないのです。角度をつけずにごく普通にCTで脳の部分を撮っても海馬はうまく写りません。

がんの画像検査で怪しい部分を発見するためには技術が必要なのはだいぶ知られてきましたが、認知症でもそれは同様で、そもそも脳を撮影するだけでも熟練が必要です。

たとえば、経験の少ない内臓専門の医師がＣＴで脳を撮ると、「あれっ、どこが海馬かな」といったことになりかねないのです。

いまだに存在しない根本的治療薬

残念ながら今のところ、認知症治療の薬物療法で使われている薬はみな、「認知症の進行を遅らせる」ためのもので、「認知症を治す薬」ではありません。

一度死んだ脳神経細胞をよみがえらせる薬がないからこそ、「認知症は治らない」といわれているのです。

現在、認知症の中でもっとも多いアルツハイマー型認知症の薬物療法で使われているのは、以下の４種類です（カッコ内は一般名）。

・アリセプト（ドネペジル塩酸塩）
・リバスタッチパッチ及びイクロセロンパッチ（リバスチグミン）
・レミニール（ガランタミン臭化水素酸塩）
・メマリー（メマンチン塩酸塩）

アルツハイマー型認知症は、脳内の伝達物質であるアセチルコリンが減るため、神経ネットワークに異常が発生するといわれています。薬物療法では、アセチルコリンを分解するコリンエステラーゼの邪魔をする「コリンエステラーゼ阻害剤」が使用されます。それがアリセプト、リバスタッチパッチ及びイクロセロンパッチ、レミニールです。ちなみにアリセプトは、レビー小体《しょうたい》型認知症の治療薬としても2014年9月に保険適用されました。

一方、メマリー（メマンチン塩酸塩）は、NMDA（N－メチル－D－アスパラギン酸）受容体の部分的阻害剤で、記憶障害など認知症の中核症状を抑え、また周辺症状（異常興奮など）も改善する薬です。

メマリー以外の3種類はみな、作用機序（ごく簡単にいうと薬物が効果を及ぼすためのメカニズム）が同じなので併用は認められていません。

また、アリセプトは、認知症の進行を抑える効果がせいぜい1年程度しか持続しないといわれています。作用機序が異なるメマリーは記憶障害を抑えるのが〝売り〟ですが、メマリーを服用しているうちに逆に忘れっぽくなったと訴える患者さんも少なくありません。

いずれにしても、現在流通している薬剤は、進行は多少抑えても、認知症そのものは治せないのです。

血管性認知症（多発性ラクナ梗塞）に対しては、「血をサラサラにする薬」が処方されることがありますが、「血をサラサラにする薬」は認知症を治すものではなく、ラクナ梗塞の進行を抑えるだけです。

現状では、アルツハイマー型、レビー小体型、血管性認知症以外の認知症に対して、特別な薬物治療はおこなわれていません。

認知症は70種類ある

じつは、認知症とは病名ではありません。単なる症状です。その意味では頭痛や腹痛と同じです。

認知症はさまざまな原因で起こります。一説によると、その原因は70種類ほどあるといわれています。その代表的なものを紹介していきましょう。

●アルツハイマー型認知症（アルツハイマー病）

認知症＝アルツハイマー病と思っている方も少なくないかもしれませんが、それは正しくありません。アルツハイマー病は認知症を引き起こす原因疾患のひとつに過ぎません。ただ、認知症の5割以上はアルツハイマー型なので、アルツハイマー病＝認知症と思ってしまうのも無理ありません。

アルツハイマー病が発症するのは、有害なタンパク質が脳にたまり、神経細胞死（アポトーシス）を早めることが主な原因です。

アルツハイマー病は、海馬を含めて大脳（前頭・側頭・頭頂葉）が萎縮（脳神経細胞死）し、驚くべきスピードでその萎縮（＝神経細胞死）が進行していきます。昔の記憶はあるものの、新しいことがまったく覚えられない、今いったこと、今おこなったことを瞬時に忘れてしまう（短期記憶障害）のが特徴です。これは海馬の萎縮によるものです。

アルツハイマー病の方は、花、家、車などの絵がうまく描けない、指定した図を模写できなくなります。これを「構成失行」といいます。

この診断では、時計の絵を描いてもらうことがよくあります。アルツハイマー病の方は、時計の数字・針の数を間違ったり、指定した時間が描けなくなります。また、ボタンの止めはずし、あるいは服を着たり脱いだりの動作がうまくできないといった「着衣失行」、水洗トイレで水の流し方がわからなかったり鍵や戸の開け閉めができない等の「概念《がいねん》失行」が見られます。これらの「失行」は頭頂葉《とうちょうよう》萎縮（障害）によって起きます。

アルツハイマー病の真の原因はいまだ不明です。アミロイドβの脳内蓄積が重要な因子と考えられていましたが、最近ではタウタンパク質に焦点が当てられています。タウタンパク質は正常の脳にもありますが、リン酸化される（リン酸化タウタンパク質）と、アルツハイマー病などの原因となる有害ゴミになります。

●レビー小体型認知症

「レビー小体」は、パーキンソン病の原因物質として発見された特殊なタンパク質です。レビー小体は、中脳の黒質と呼ばれる部分に蓄積し、そこにあるドーパミン産生神経細胞を殺し、脳内のドーパミン量を減少させパーキンソン病を発症させるといわれてきました。

しかし、最近、レビー小体は中脳以外にも脳のいたる場所に蓄積し、それが認知症の原因だと判明しました。

レビー小体型認知症は、「認知症」と「パーキンソン病」の症状に加えて、たとえば、「知らない人が家の中をうろうろしている」「亡くなった人が出てくる」「白いテーブルの上に虫がはっているのが見える」といったような幻視・幻覚をともなうのが特徴です。

●前頭側頭型認知症（ピック病）

ピック病は、前頭葉《ぜんとうよう》と側頭葉《そくとうよう》が目立って萎縮し、「認知症」と「前頭葉症状（人格・感情障害）」が前面に出るのが特徴です。

人格が急変し、意味もなく同じ内容の言葉を繰り返したり同じ行動を繰り返す常《じょう》同《どう》行動、情緒障害、浪費、過食・異食、徘徊《はいかい》などが見られます。また、倫理観・道徳観がなくなり衝動的な万引きや窃盗をするのも特徴です。

●血管性認知症

脳梗塞や脳出血などによって発症する認知症です。多発性ラクナ梗塞（「ラクナ」は小さい脳梗塞巣のことで、「隠れ脳梗塞」とも呼ばれています）は、脳血管性認知症の原因となる、もっとも多い疾患です。

誰にでも顔にしわができるのと同様に、65歳をすぎると多少なりともラクナ梗塞巣はできます。ラクナ梗塞が1つ2つあるくらいでは問題ありませんが、これが脳全体に広がると「認知症」の原因となります。多発性ラクナ梗塞を発症する危険因子として、高血圧症、高脂血症、糖尿病があります。

多発性ラクナ梗塞だけでなく、高血圧症、高脂血症、糖尿病は脳梗塞や脳出血の危険因子です。

●クロイツフェルト・ヤコブ病

クロイツフェルト・ヤコブ病は、悪性のタンパク質であるプリオンの感染で発症し、脳組織がスポンジ状になる病気です。

発病してから数か月で「認知症」「妄想」「失行」が急速に進行し、「筋硬直（筋肉がこわばり、手足などの曲げ伸ばしが困難になる）」を起こし起立歩行が不能になり、1～2年で全身衰弱、呼吸麻痺、肺炎などで死亡します。

●進行性核上性麻痺

進行性核上性麻痺《しんこうせいかくじょうせいまひ》は脳の皮質（表層）の下（基底核《きていかく》、脳幹《のうかん》、小脳）の神経細胞が減少する病気です。「認知症」に加えて、転びやすい、下のほうが見にくい、しゃべりにくい、物が飲み込みにくいといった症状をともないます。

発病時には、パーキンソン病とよく似た動作緩慢や歩行障害などを示すために区別がつきにくいことがあります。

●歯状核赤核淡蒼球ルイス体萎縮症

歯状核赤核淡蒼球《しじょうかくせきかくたんそうきゅう》ルイス体萎縮症は、その名のとおり小脳歯状核と淡蒼球ルイス体の萎縮をきたす遺伝性の病気です。

「認知症」に加えて「けいれん（てんかん）」と「運動失調（自分が意図する手足などの運動がスムーズにできない）」をともなうのが特徴です。

●ハンチントン病

ハンチントン病は、大脳中心部にある線条体尾状核《せんじょうたいびじょうかく》の神経細胞が減少する常染色体優性遺伝の病気です。「認知症」と進行性の「不随意《ふずいい》運動（手足などが自分の意思に反して勝手に動く運動）」「情動《じょうどう》障害（恐怖・驚き・怒り・悲しみ・喜びなどの感情障害）」が特徴です。

●ビンスバンガー病（広汎白質梗塞《こうはんはくしつこうそく》）

ビンスバンガー病は多発性あるいは両側性の広汎梗塞が白質に見られる血管性認知症です。「認知症」に加えて「片麻痺《へんまひ》（一方の手足に力が入らず、感覚が鈍くなる）」「歩行障害」「尿失禁（自分の意思とは関係なく尿が垂れ流しになる）」「精神障害」などが見られ、その進行はゆるやかです。

●代謝性疾患／ウイルス感染症

代謝性疾患の「ウェルニッケ脳症」は、重度のアルコール摂取・ビタミンB_1欠乏に起因し、ビタミンB_{12}欠乏症はその名のとおりビタミンB_{12}欠乏によって引き起こされる「認知症」です。

ウイルス感染症の「ヘルペス脳炎」は、両側側頭葉《りょうそくそくとうよう》に広汎な梗塞をきたし、重篤な「認知症」の原因となります。

●手術で治療可能な認知症

「正常圧水頭症《せいじょうあつすいとうしょう》」は、脳室に脳脊髄液《のうせきずいえき》が大量にたまり、脳を圧迫することにより「認知症」「歩行障害」「尿失禁」等の症状が出現します。脳室にたまった脳脊髄液を別の場所に流す手術（脳室腹腔《のうしつふくくう》シャント術、腰椎腹腔《ようついふくくう》シャント術）によって「認知症」を含めた症状が改善する可能性があります。

「慢性硬膜下血腫《まんせいこうまくかけっしゅ》」は軽微な頭部外傷後、数か月して頭蓋《ずがい》内の硬膜（脳を覆う硬い膜）と脳の間に血がたまる疾患で、「認知症」の原因にもなります。局所麻酔で、頭蓋骨に直径1センチ程度の穴を空け、その穴を通してたまった血腫を吸引除去する手術で、術後劇的な症状の改善が見込まれます。

認知症の種類を特定するのは難しい

２０１２年時点での65歳以上の高齢者の認知症患者数は約４６２万人に及んでいます。厚生労働省によると、そのうちの50～60％がアルツハイマー型認知症で、以下、血管性認知症が約15％、レビー小体型認知症が約10％と続きます（内閣府「平成29年版高齢社会白書」による）。

つまり、約２５０万人内外がアルツハイマー型認知症とされますが、長年、認知症に関わってきた医師として正直なところをいえば、このアルツハイマー病の数はちょっと多すぎるのではと感じています。

認知症の診断は難しいものです。問診、認知機能検査や脳の画像診断などで認知症か否かは比較的たやすく判断できますが、その認知症がどの種類か特定するのはそう簡単ではありません。

パーキンソン病の症状や幻視・幻覚が現れるレビー小体型認知症や人格が攻撃的になるピック病、また手術での治療が可能な正常圧水頭症などは判別しやすい部類ですが、たとえばアルツハイマー型認知症と血管性認知症にはきわめて似た症状が現れるケースもあり、簡単には区別がつきません。また、2種類以上の認知症を併発している場合もあります。

おまけに個人差、進行具合による症状の違いなども考慮に入れなければならず、認知症の種類の特定は一筋縄ではいかないのです。

このままでは、国の崩壊につながる

65歳以上の高齢者の認知症罹患者数は、2025年には5人に1人になると推定されていますが、私は**現在でも、軽度認知障害や若年性認知症の方を加えれば患者数は1000万人近くになるのでは**と考えています。

じつは世界的に見ても、認知症は多くの国々で大きな社会問題となっていて、今後も増加の一途をたどると予想されています。

このまま認知症を放置すると国の崩壊、あるいは人類の崩壊につながるといっても過言ではありません。

昔は、認知症は「ボケ」「痴呆《ちほう》」（今は差別用語として使われていません）と呼ばれ、年齢のせいで起こるものとされていました。

しかし、認知症はれっきとした病気です。病気は治療しなければなりませんが、現在のところ、認知症の根本的な治療薬はありません。

だからこそ、予防が大切になってくるわけです。


この章では、働き盛りの方を含めて認知症が少しでも気になる方に向けて、「認知症と戦うために持ってほしい基礎知識と意識」についてお話ししました。

私は、**認知症を意識することこそが予防の第一歩になる**と考えています。

そして、楽しいことをするのが効果的だとずっと述べてきました。

脳のタウタンパク質のリン酸化が認知症の大きな原因であり、リン酸化してしまう原因は、老化、ストレス、炎症ですが、私はその中でストレスをもっとも重要視

しています。

本書で紹介していることをすべて消化しようなどとは考えずに、「楽しそうだな」と思えるものがあったら、気楽にはじめてストレスを発散してください。

おわりに　認知症が不治の病でなくなるために戦う

いかがでしたか？

本書が、みなさんが認知症を理解し、予防の大切さを認識する一助となるのであれば、著者としてこれ以上の喜びはありません。

最後に、私がなぜ認知症に関わるようになったのか、お話しさせてください。


私は、医学部に入学したときから、将来、研究の道に進むにしろ臨床にたずさわるにしろ、研究のための研究ではなくて患者さんに還元できるような研究をしたいと考えていました。

その考えは今日でも変わらず、「患者さんのための研究」は今の私の方針になっています。

「患者さんのための研究」をより具体的にいうなら、根本的な治療法が確立されていないやっかいな病気、つまり〝不治の病〟を不治ではなくするような研究をしたいのです。

私が医学部に入学した1970年代半ば当時、やっかいな病気といえば、がん、糖尿病、そして痴呆症と呼ばれていた認知症でした（今こうして書いていて、当時と今日の状況がそれほど変わっていないことに驚かされます）。

中でも認知症は、当時すでに社会問題になりつつありました。それでいてはっきりした発症の原因もわからず、関わる医療関係者も多いとはいえない状況でした。そのため私は、認知症をなんとかしたい――。その思いをいちばん強く持っていました。

脳外科医となり、動脈瘤《どうみゃくりゅう》などの手術にたずさわりながらも、研究のほうも気になるので大学院で脳の機能メカニズムを学ぶことにしました。

そもそも、私は昔から「脳」に非常に興味がありました。脳外科の手術で生きた脳をはじめて見たとき、「ここで物を考えたり、しゃべったり、手足を動かしたりするのだ……」と思い、得もいわれぬ感動に包まれたことを今でもはっきりと覚えています。

それ以来、脳という無限の宇宙に魅了され、その研究にたずさわり続けているのです。


本書のテーマからははずれるので本文中では触れませんでしたが、研究における私の主要テーマは「新規認知症治療薬」の開発です。

ご存じのように認知症にはまだ根本的治療薬はありません。

今、世の中に出ている薬は、症状が進むのを遅らせる効能しかありません。

また、アミロイドβ《ベータ》を標的とする薬が数多く開発されてきましたが、臨床試験ではいずれも有効性が確認されないため、その多くが開発中止になっています。そこで、今は、認知症の治療薬の標的はタウタンパク質に方向転換されています。

現存の認知症薬だけで認知症を対処するのは限界があるのです。

認知症を予防・改善するには、

（1）生きている神経細胞を元気にする

（2）神経細胞が死ぬのを防ぐ

という2つの条件が必要です。

現在、この2つの条件を満たす医薬品は開発されていませんが、私が開発中のものはこの2つの条件を満たしています。

今は詳細を語る遑《いとま》はありませんが、それを一刻も早く世に出して、みなさまのお手元に届けることが私の使命であると考えています。

認知症が不治の病でなくなるその日まで、私は認知症と戦い続けます。

なお、本書が世に出るに当たっては、廣済堂出版編集部・江波戸裕子さん、文筆堂・寺口雅彦さんに大変お世話になりました。心より感謝申し上げます。ありがとうございました！

西崎知之

●参考文献

1) Nishizaki T. Linoleic Acid Derivative DCP-LA prevents Tau phosphorylation by targeting GSK-3β. Int J Curr Res 2018 ; 10:6425-64430.

2) Nishizaki T. New indomethacin actions linked to cognitive functions. Int J Curr Res 2017 ; 9:61161-61164.

3) Nishizaki T. Salivary NGF may become a merkmal for early diagnosis of senile dementia. Ind J Med Res Pharmaceut Sci 2017 ; 4:22-27.

4) Nishizaki T. DCP-LA, a new strategy for Alzheimer's disease therapy. J Neurol Neuromed 2017 ; 2:1-8.

5) Nishizaki T. Dilinoleoylphosphatidylethanolamine may restrain the progress of MCI into Alzheimer's disease. Gerontol Geriatr Res 2017 ; 1:113.

6) Nishizaki T. Linoleic acid derivative DCP-LA sheds light on treatment of Alzheimer's disease. Gerontol Geriatr: Res 2017 ; 3:1032.

7) Nishizaki T. N-Ethylmaleimide dissociates α7 ACh receptor from a complex with NSF and promotes its delivery to the presynaptic membrane. Neurochem Res 2016 ; 41:2043-2048.

8) Kanno T, Tsuchiya A, Tanaka A, Nishizaki T. Combination of PKC ε activation and PTP1B inhibition effectively suppresses Aβ-induced GSK-3β activation and Tau phosphorylation. Mol Neurobiol 2016 ; 53:4787-4797.

9) Tsuchiya A, Kaku Y, Nakano T, Nishizaki T. Diarachidonoylphosphoethanolamine induces apoptosis of malignant pleural mesothelioma cells through a Trx/ASK1/p38 MAPK pathway. J Pharmacol Sci 2015 ; 129:160-168.

10) Kaku Y, Tsuchiya A, Kanno T, Nakano T, Nishizaki T. Diarachidonoylphosphoethanolamine induces necrosis/necroptosis of malignant pleural mesothelioma cells. Cell Signal 2015 ; 27:1713-1719.

11) Kanno T, Tsuchiya A, Shimizu T, Mabuchi M, Tanaka A, Nishizaki T. DCP-LA activates cytosolic PKC ε by interacting with the phosphatidylserine binding/associating sites Arg50 and Ile89 in the C2-like domain. Cell Physiol Biochem 2015 ; 37:193-200.

12) Jin Y, Kanno T, Nishizaki T. Acute restraint stress impairs induction of long-term potentiation by activating GSK-3β. Neurochem Res 2015 ; 40:36-40.

13) Kanno T, Tsuchiya A, Nishizaki T. Hyperphosphorylation of Tau at Ser396 occurs in the much earlier stage than appearance of learning and memory disorders in 5XFAD mice. Behav Brain Res 2014 ; 274:302-306.

14) Tsuchiya A, Kanno T, Nishizaki T. Dipalmitoleoylphosphoethanola-

mine as a PP2A enhancer obstructs insulin signaling by promoting Ser/Thr dephosphorylation of Akt. Cell Physiol Biochem 2014；34:617-627.
15）Kanno T, Jin Y, Nishizaki T. DL-/PO-phosphatidylcholine restores restraint stress-induced depression-related behaviors and spatial memory impairment. Behav Pharmacol 2014；25:575-581.
16）Tian N, Kanno T, Jin Y, Nishizaki T. Lithium potentiates GSK-3β activity by inhibiting phosphoinositide 3-kinase-mediated Akt phosphorylation. Biochem Biophys Res Commun 2014；450:746-749.
17）Kanno T, Tanaka A, Nishizaki T. Linoleic acid derivative DCP-LA ameliorates stress-induced depression-related behavior by promoting cell surface 5-HT_{1A} receptor translocation, stimulating serotonin release, and inactivating GSK-3β. Mol Neurobiol 2015；51:523-532.
18）Nishizaki T, Kanno T, Gotoh A. A newly synthesized linoleic acid derivative DCP-LA as a promising anti-dementia drug. Personalized Med Univ 2014；3:28-34.
19）Tsuchiya A, Kanno T, Nagaya H, Shimizu T, Tanaka A, Nishizaki T. PTP1B inhibition causes Rac1 activation by enhancing receptor tyrosine kinase signaling. Cell Physiol Biochem 2014；33:1097-1105.
20）Kaku Y, Tsuchiya A, Kanno T, Nakano T, Nishizaki T. Dipalmitoleoyl-phosphatidylethanolamine induces apoptosis of NCI-H28 malignant mesothelioma cells. Anticancer Res 2014；34:1759-1764.
21）Kanno T, Tsuchiya A, Tanaka A, Nishizaki T. The linoleic acid derivative DCP-LA increases membrane surface localization of the α7 ACh receptor in a protein 4.1N-dependent manner. Biochem J 2013；450:303-309.
22）Nishizaki T, Kanno T, Gotoh A. DL-/PO-phosphatidylcholine may shed light on the treatment of Alzheimer dementia. Personalized Med Univ 2013；2:12-15.
23）Kanno T, Tanaka A, Nishizaki T. Linoleic acid derivative DCP-LA stimulates vesicular transport of α7 ACh receptors towards surface membrane. Cell Physiol Biochem 2012；30:75-82.
24）Kanno T, Yaguchi T, Shimizu T, Tanaka A, Nishizaki T. 8-［2-（2-Pentyl-cyclopropylmethyl）-cyclopropyl］-octanoic acid and its diastereomers improve age-related cognitive deterioration. Lipids 2012；47:687-695.
25）Shimizu T, Kanno T, Tanaka A, Nishizaki T. α,β-DCP-LA selectively activates PKC-ε and stimulates neurotransmitter release with the highest

potency among 4 diastereomers. Cell Physiol Biochem 2011 ; 27:149-158.
26) Nagata T, Yaguchi T, Nishizaki T. DL- and PO-phosphatidylcholines as a promising learning and memory enhancer. Lipids Health Dis 2011 ; 10: 25.
27) Yaguchi T, Fujikawa H, Nishizaki T. Linoleic acid derivative DCP-LA protects neurons from oxidative stress-induced apoptosis by inhibiting caspase-3/-9 activation. Neurochem Res 2010 ; 35:712-717.
28) Nagata T, Tomiyama T, Mori H, Yaguchi T, Nishizaki T. DCP-LA neutralizes mutant amyloid β peptide-induced impairment of long-term potentiation and spatial learning. Behav Brain Res 2010 ; 206:151-154.
29) Yaguchi T,Nagata T, Nishizaki T. 1,2-Dilinoleoyl-sn-glycero-3-phosphoethanolamine ameliorates age-related spatial memory deterioration by preventing neuronal cell death. Behav Brain Funct 2010 ; 6:52.
30) Kanno T, Yaguchi T, Nagata T, Tanaka A, Nishizaki T. DCP-LA stimulates AMPA receptor exocytosis through CaMKII activation due to PP-1 inhibition. J Cell Physiol 2009 ; 221:183-188.
31) Yaguchi T, Nagata T, Nishizaki T. 1-Palmitoyl-2-oleoyl-sn-glycero-3-phosphocholine improves cognitive decline by enhancing long-term depression. Behav Brain Res 2009 ; 204:129-132.
32) Yaguchi T, Nagata T, Nishizaki T. Dilinoleoylphosphatidylcholine ameliorates scopolamine-induced impairment of spatial learning and memory by targeting α7 nicotinic ACh receptors. Life Sci 2009 ; 84:263-268 (2009) .
33) Sakamoto T, Ebisu Y, Ikeda A, Nakaya M, Nishizaki T. Hippocampal size may contribute prospective diagnosis of age-related dementia. Psychogeriatrics 2007 ; 7:76-80.
34) Kanno T, Yamamoto H, Yaguchi T, Hi R, Mukasa T, Fujikawa H, Nagata T, Yamamoto S, Tanaka A, Nishizaki T. The linoleic acid derivative DCP-LA selectively activates PKC-ε, possibly binding to the phosphatidylserine binding site. J Lipid Res 2006 ; 47:1146-1156.
35) Yaguchi T, Nagata T, Mukasa T, Fujikawa H, Yamamoto H, Yamamoto S, Iso H, Tanaka A, Nishizaki T. Linoleic acid derivative DCP-LA improves learning impairment in SAMP8. Neuroreport 2006 ; 17:105-108.
36) Nagata T, Yamamoto S, Yaguchi T, Iso H, Tanaka A, Nishizaki T. The newly synthesized linoleic acid derivative DCP-LA ameliorates memory deficits in animal models treated with amyloid-β peptide and scopolamine. Psychogeriatrics 2005 ; 5:122-126.

37) Kanno T, Yaguchi T, Yamamoto S, Nagata T, Yamamoto H, Fujikawa H, Nishizaki T. Bidirectional regulations for glutamate and GABA release in the hippocampus by α7 and non-α7 ACh receptors. Biochem Biophys Res Commun 2005；338:742-747.
38) Kanno T, Yaguchi T, Yamamoto S, Yamamoto H, Fujikawa H, Nagata T, Tanaka A, NishizakiT.8-［2-（2-Pentyl-cyclopropylmethyl）-cyclopropyl］-octanoicacidstimulates GABA release from interneurons projecting to CA1 pyramidal neurons in the rat hippocampus via presynaptic α7 acetylcholine receptors. J Neurochem 2005；95:695-702.
39) Yaguchi T, Yamamoto S, Nagata T, Kanno T, Tanaka A, Nishizaki T. Effects of cis-unsaturated free fatty acids on PKC-ε activation and nicotinic ACh receptor responses. Mol Brain Res 2005；133（2）:320-324.
40) Yamamoto S, Kanno T, Nagata T, Yaguchi T, Tanaka A, Nishizaki T. The linoleic acid derivative FR236924 facilitates hippocampal synaptic transmission by enhancing activity of presynaptic α7 acetylcholine receptors on the glutamatergic terminals. Neuroscience 2005；130:207-213.
41) Tanaka A, Nishizaki T. The newly synthesized linoleic acid derivative FR236924 induces a long-lasting facilitation of hippocampal neurotransmission by targeting nicotinic acetylcholine receptors. Bioorg Med Chem Lett 2003；13:1037-1040.
42) Nomura T, Nishizaki T, Enomoto T, Itoh H. A long-lasting facilitation of hippocampal neurotransmission via a phospholipase A_2 signaling pathway. Life Sci 2001；68:2885-2891.
43) Nishizaki T, Nomura T, Matsuyama S, Kondoh T, Fujimoto E, Yoshii M. Critical role of nicotinic ACh receptor in the formation of long-term potentiation: Implications for development of anti-dementia drugs. Psychogeriatrics 2001；1:209-217.
44) Nishizaki T, Nomura T, Matuoka T, Kondoh T, Enikolopov G, Sumikawa K, Watabe S, Shiotani T, Yoshii M. The anti-dementia drug nefiracetam facilitates hippocampal synaptic transmission by functionally targeting presynaptic nicotinic ACh receptors. Mol Brain Res 2000；80:53-62.
45) Matsuyama S, Matsumoto A, Enomoto T, Nishizaki T. Activation of nicotinic acetylcholine receptors induces long-term potentiation in vivo in the intact mouse dentate gyrus. Eur J Neurosci 2000；12:3741-3747.
46) Nishizaki T, Matsuoka T, Nomura T, Kondoh T, Watabe S, Shiotani T, Yoshii M. Presynaptic nicotinic acetylcholine receptors as a functional

target of nefiracetam in inducing a long-lasting facilitation of hippocampal neurotransmission. Alzheimer Dis Assoc Disord 2000；14 Suppl 1:S82-94.
47）Nishizaki T, Nomura T, Matsuoka T, Enikolopov G, Sumikawa K. Arachidonic acid induces a long-lasting facilitation of hippocampal synaptic transmission by modulating PKC activity and nicotinic ACh receptors. Mol Brain Res 1999；69:263-272.
48）Nishizaki T, Matsuoka T, Nomura T, Enikolopov G, Sumikawa K. Arachidonic acid potentiates currents through Ca^{2+}-permeable AMPA receptors by interacting with a CaMKII pathway. Mol Brain Res 1999；67:184-189.
49）Nishizaki T, Nomura T, Matsuoka T, Tsujishita Y. Arachidonic acid as a messenger for the expression of long-term potentiation. Biochem Biophys Res Commun 1999；254:446-449.
50）Nishizaki T, Matsuoka T, Nomura T, Sumikawa K. Modulation of ACh receptor currents by arachidonic acid. Mol Brain Res 1998；57:173-179.
51）Nishizaki T, Sumikawa K. Lysophosphatidic acid potentiates ACh receptor currents by G-protein-mediated activation of protein kinase C. Mol Brain Res 1997；50:121-126.
52）Ikeuchi Y, Nishizaki T, Matsuoka T, Sumikawa K. Long-lasting enhancement of ACh receptor currents by lysophospholipids. Mol Brain Res 1997；45:317-320.
53）Nishizaki T, Ikeuchi Y, Matsuoka T, Sumikawa K. Short-term depression and long-term enhancement of ACh-gated channel currents induced by linoleic and linolenic acid. Brain Res 1997；751:253-258.
54）Nishizaki T, Ikeuchi Y, Matsuoka T, Sumikawa K. Oleic acid enhances ACh receptor currents by activation of Ca^{2+}/calmodulin-dependent protein kinase II. Neuroreport 1997；8:597-601.
55）Ikeuchi Y, Nishizaki T, Matsuoka T, Sumikawa K. Arachidonic acid potentiates ACh receptor currents by protein kinase C activation but not by receptor phosphorylation. Biochem Biophys Res Commun 1996；221:716-721.
56）Ikeuchi Y, Nishizaki T. Methylcobalamin induces a long-lasting enhancement of the postsynaptic field potential in hippocampal slices of the guinea pig. Neurosci Lett 1995；192:113-116.
（株）ネスレHP
「日刊ゲンダイ」2019年6月28日号

西崎知之（にしざき・ともゆき）
1954年生まれ。医師、医学博士。
神戸大学医学部を卒業し、神戸大、米国カリフォルニア大学アーバイン校と、一貫して生体内情報伝達機構を専門に研究している。特に脂質シグナルと関連付けた新規の認知症治療薬、糖尿病治療薬、がん治療薬の開発に従事している。現在、ベトナム国家大学ハノイ校、上海中医薬大学附属日本校の客員教授を兼任し、後進の研究指導に当たるとともに新しい研究分野にも挑戦している。
主な著書に『認知症はもう怖くない』『私は「認知症」を死語にしたい』『脳の非凡なる現象』（いずれも三五館刊）がある。

【本書の問合せ先】
生体情報研究会事務局（http://bio-info.jp）
メール：support@bio-info.jp
電　話：078-594-8118
オンライン西崎物忘れ相談室　http://www.phospholipid.work/

【診察の問合せ先】
大山記念病院（兵庫県西脇市）　電話：0795-28-3773
昭生病院（兵庫県神戸市）　電話：078-881-5500
谷上ノリッジクリニック（兵庫県神戸市）　電話：078-595-8731
恵泉クリニック（兵庫県明石市）　電話：078-936-8300

ボケるボケないは「この習慣」で決まる

2019年12月21日　第1版第1刷

著　者　西崎知之
発行者　後藤高志
発行所　株式会社 廣済堂出版
〒101-0052
東京都千代田区神田小川町2-3-13 M&Cビル7F
電　話　03-6703-0964（編集）
03-6703-0962（販売）
ＦＡＸ　03-6703-0963（販売）
振　替　00180-0-164137
ＵＲＬ　https://www.kosaido-pub.co.jp

印刷所
製本所　株式会社 廣済堂

ISBN 978-4-331-52275-2 C0095